让我们一起照护好家里的 老小孩

苏 伟 主编

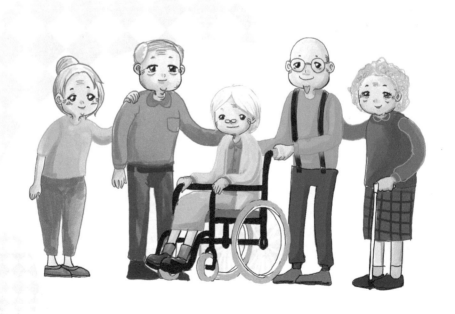

上海科学普及出版社

图书在版编目（ＣＩＰ）数据

让我们一起照护好家里的老小孩 / 苏伟主编 . -- 上
海：上海科学普及出版社 , 2020.7（2023.11 重印）
ISBN 978-7-5427-7790-4

Ⅰ . ①让… Ⅱ . ①苏… Ⅲ . ①老年人－家庭－护理
Ⅳ . ① R473.2

中国版本图书馆 CIP 数据核字 (2020) 第 120905 号

责任编辑：胡 伟

让我们一起照护好家里的老小孩

苏 伟 主编
上海科学普及出版社出版发行
（上海中山北路832号 邮政编码200070）
http://www.pspsh.com

各地新华书店经销 广东虎彩云印刷有限公司印刷
开本889×1194 1/16 印张16.125
2020年7月第1版 2023年11月第2次印刷

ISBN 978-7-5427-7790-4 定价：58.00元

写在前面的话

2020年5月，"上海发布"发布了一则由上海市老龄办和市统计局发布的统计数据，截至2019年年底，本市户籍60岁及以上的老年人口占到总人口的35.2%，户籍人口预期寿命为83.66岁，其中男性81.27岁，女性86.14岁，上海已经进入了深度老龄化社会。人口老龄化也是当今中国乃至全世界必须面对的一个重要问题，而在迅速老龄化的过程中，我们一方面要确保有自理能力的老年人安全、有质量、有尊严地生活，另一方面对那些失智、失能老人及他们的照护者需要投入更多的关心和帮助，由于中国人的传统观念、养老床位的不足和家庭经济状况等原因，更多的老人选择居家养老，如何让这些老年人有质量地享受晚年生活，让照护者不那么艰辛和无助，这也是我们一直在思考的问题，这本书的作者均来自复旦大学附属中山医院老年病科的医生、护士，他们长期从事老年医疗、护理和健康保健工作，对老年疾病的诊疗、护理、病情观察有着丰富的经验。在关注老年人的生理健康的同时，我们也关注老年人的心理健康。在与老年人沟通交流上，在家属、护工的照护培训上都有着丰富的经验，我们将我们的心得进行梳理和整合，希望老年人生活得更健康、更科学、更快乐，让照护者能及时发现问题并解决问题，有计划地完成照护工作，提高老年人和照护者的生活质量和幸福指数。

2019年4月16日，国务院办公厅印发《关于推进养老服务发展的意见》，意见指出：党中央、国务院高度重视养老服务，确保到2022年，在保障人人享有基本养老服务的基础上有效满足老年人多样化、多层次的养老服务需求，老年人及其子女获得感、幸福感、安全感显著提高。这也是我们所有长期从事老年临床医疗、护理的工作人员努力的方向。

编者说说心里话

　　我们是一群日夜工作在老年人身边的普通护士，年复一年、日复一日地做着最基础的临床护理工作，但是在看似平凡的工作中，我们找到了工作的意义和成就感，也体会到了被需要、被信任的快乐。"护士也能写书吗？"，从自我质疑到梦想成真，2020年8月，带着还飘着墨香的《让我们一起照护好家里的老小孩》，我们走进了上海书展的殿堂。时间过得真快，本书出版已经3年了！

　　本书成功出版后，得到了众多老年朋友的关心和鼓励，也得到社会各界的关注。在众多媒体的推荐之下，更多的人认识了我们，也为我们提供了更多展示的舞台，我们走上了电视荧幕，播撒敬老、爱老、科学护老的种子。为了服务更多老年人群，我们和多家社会团体合作，走进社区、企业、敬老院，通过演小品、讲故事的形式普及老年健康及照护知识。我们还将本书许多知识点归纳总结，通过编写剧本、自导自演，拍摄了"老年意外伤害预防"系列视频。该视频在多个媒体上播放，好评如潮。在众多的好评和互动中，我们发现老年安全照护有着极大的社会需求，我们将日常工作中的点点滴滴再次进行了系统的梳理，第二部视频——"老年人安全照护"诞生了，从如何正确的喂食到安全的床椅转移，从每一个看似平常确实蕴含着许多道理的动作分解开来，做了科学、详尽的解释。

　　作为老年护理人员，我们开展的老年护理研究工作获得了丰硕的成果。在日常工作中，发现老年人群存在的困难和需求，研发助老产品并申请多项专利，辐射更多老年人群，从专业的角度上为老年群体提供更优质的服务。

　　为了培养护理新人，我们成立了"爱馨社公益社团"。社团通过开展公益活动，不仅帮助更多的老年人，也提升了我们传播老年人护理知识的能力。我们从普通临床护士慢慢地成长为临床护理专家，从几个人成长为一个优秀的老年护理团队。

　　所以说，本书的出版是一个契机，也是一个桥梁，让我们在平凡的日常工作中不断收获和成长。在本书重印之际，感谢所有关注和帮助我们的老师和朋友，以及亦师亦友的一大群"老小孩"们。因为有您，我们今天才能成长为更好的自己，您的关注和需求也是让我们努力前行的动力，我们会更加的努力，只为成为更好的自己，也为能帮助到更多需要帮助的人群。

苏伟

2023年11月

序 言

    随着我国经济的发展和人类医学的进步，人口预期寿命逐步延长，目前上海市人均寿命已达 83.4 岁，全市户籍人口 1456 万人，其中三分之一为 60 岁及以上老年人口，约 483 万人，而 80 岁及以上高龄老年人口有 81 万人，约占老年人口 17%。每 1.3 个 15-59 岁劳动力要负担 1 个 60 岁及以上的老人，可见需要我们照顾的老人着实不少。

    生老病死，自然规律，我们每个人都会从意气风发的少年，变成迟暮的老人，就如本书主编所言，我们都会成为家里的老小孩。因此照顾好家里的老人，既是我们当下的责任，也是我们每一个人未来的福祉所在。

    那么，如何照顾好家里的老人？经过数十年的探索、实践和总结，中山医院的老年病房的护士们自有一套法宝，在本书中娓娓道来。本书共十六章，十一万字。从老年人的吃、喝、拉、撒、睡的科学照顾，到老年人的穿衣戴帽、日常活动、清洁卫生、居家环境、外出就医、科学用药、休闲娱乐、意外伤害预防以及心理照护、安宁疗护等等方面进行了详实的阐述。本书在失智老人，也就是有认知功能障碍的老人的特殊照顾方面花了不少笔墨，除了一般医疗护理，甚至还包括如何预防走失，预防诈骗等方面内容，可谓周全之至，这对于家中有失能老人的看护有非常实用的指导意义。本书其内容丰富，语言通俗易懂。老人居家照顾的方方面面的注意事项，在书中阐述条理清晰。同时字里行间，透露着作者对老人真挚的关爱，如同呵护婴儿般的耐心细致。

    这本书可供家庭中有需要照顾的老年人的子女、护理人员学习，认知功能好的老年人读来也颇有裨益。照顾好家里的老人，也就是照顾好我们每个人的未来，本书着实给予我们付诸实践的知识与力量。

江孙芳

2019 年 9 月

"冬天"里的"春天"故事

——献给白衣天使心中的歌

有热心人再三要我为本书作《序》，但我总觉得"名不正，言不顺"，正可谓"名不配位"。因为，我既不是护理专业的专家权威，也不是医务圈内的人，没有话语权。然而，也有不少人认为我与"中山人"的接触与交往，合作与友谊，历经风雨，已有30多个春秋。这，倒是事实。忆往昔，中山医院为了提高和发展我国医疗事业，呕心沥血，艰苦奋斗，作出了巨大贡献。我作为电影人，出于历史的使命，早在上世纪80年代初，就将电影镜头对准了"中山人"，拍摄了一部又一部医学科教片，并在国内外一次又一次荣获大奖。从那时起，我与"中山人"包括医院历代领导人结下了深厚的友谊。但深感遗憾的是：我对护理这门学科缺乏了解与认识。偏面地认为：护理工作仅仅是为病人"打针发药，量量体温，测测血压而已"。素不知，护理工作在病人治疗和康复整个过程中有着不可估量的重要作用。借此机会，首先我以抱歉的心情向白衣天使们道一声歉意。

俗话说：只有"身临其境"，才有"身"深感受。前两年，我因病住院，在同一病区有不少病人是熟人和朋友，彼此见面，有说不完的话题。其中有一位病友就迫不及待问我："夏导啊，住院前你见到我曾吃惊地说：怎么病成这样了！现在你看我怎么样啦？"我对他上下一打量，惊喜地回答："好极了！这简直就是'枯木逢春'啊！"于是，他情不自禁向我倾情叙说：嗨！我和病友们能够康复得这么好，除了医生针对治疗，也忘不了护士们的功劳！就拿每天服药来说吧，有的病人不肯服药，护士们就反复耐心劝导；而我呢，脑子健忘，总是忘记服药，护士们不厌其烦，不仅按时提醒，甚至亲自将药送入我的口中。白天如此，晚上如此，夜里也是如此，一直在尽心护理。"而我对他说："这不只是'尽心'，而是'精准'。她们个个都是操作能手，因病情而异，做到了精准护理。"交谈结束，那位病友兴奋地告诉我：再过两天，他和几位病友就要出院了，向大家道别，我俩先来握个手。

说起握手与挥手，道别与送别，似乎是人们最常见的一种生活场景。然而，当我看到一批又一批病人在出院的那一刻，病人和白衣天使们紧紧握手，频频挥手，彼此不说"再见"，但会时刻挂念，依依不舍，让人感受到生命的喜悦和爱的奉献。

也可以这么说：白衣天使们也需要陪伴家人，也需要休息，但她们成年累月，日日夜夜，岗位坚守，辛辛苦苦，默默无闻，用生命守护生命，她们犹如春蚕倾吐生命之丝，不知编织了多少美好而动人的"冬天"里的"春天"故事……

再回首，同样是护理，但对我的护理则是另一种的"精准"。由于我的工作性质，长期习惯于"风风火火闯九州"，而突然"困居"病房，情绪一落千丈，整天陷入苦闷、烦躁、抑郁之中而不能自拔，直接影响了治疗和康复的效果。而护士长苏伟和一批聪明美丽的天使们看在眼里，放在心上，对我的护理重在心里疏导。她们用智慧和情感意志的传递，以心灵温暖心灵，化成一个个轻松愉快的生命旋律，让我在茫茫然痛苦中充满希望……

岁月虽然如烟，但至今使我难以忘却：

她们的宽慰安抚的每一句话语；

她们的真诚甜美的每一次微笑；

她们的温柔体贴的每一个举止，

无不散发着生命意识的春波，为我带来了春天的气息。这让我联想到：在社会"浮躁"与"淡漠"的当下，而这群姑娘们的胸怀是如此的"纯洁"与"崇高"，怎不使人为之动容！

我出院后，出于情感的驱动，特地抽空挥毫，创作了一幅精美的"夏氏鱼"，并书写下"真情吹一曲，何愁没知音"一副对联，赠送中山医院医护人员。这副对联我要表达的是：作为患者对医护人员要多一份尊重和理解；医护人员对患者要多一份体贴和爱心，心灵互动，天下"何愁没知音"啊！

最近，获悉这群白衣天使们将护理老人的丰富经验编写成书，毫无疑问，这对"枯叶知冬寒"的老年病人和老龄化的家庭来说，是"真情相伴"，爱心传递，造福民众，正如冬天里播撒春天的种子，不忘春之恋，牵着春风的手，走在春天里，为"健康中国行动"在行动。特此作《序》，这是我献给白衣天使们心中的歌！

夏振亚

2019 年 8 月 18 日于"三栖堂"

主　编：苏伟

副主编：罗菁　花佩　陈慧　李明　沈军　张琼　乔燕　仲征

编　写：

朱丹　顾沈燕　金春艳　严琳　吴婷婷　顾琳宇　陈聪华　林澔　王晨纯
张莺　李漪　龚佳伟　乐莉娜　孙琪　相晔　黄婉珠　黄悦蕾　刘晓兰
潘德琳　周佳妮　黄佳妮　袁依雯　方琴琴　李慧漪　吴凌　高冰馨　吴小丽
林佳　董春琼　蒋晓颖

审稿：罗　蔓

绘图：黄悦蕾

目 录

第一章　基本概念……………………………………………1

　第一节　老年人 ……………………………………………2

　第二节　阿尔兹海默病 ……………………………………4

　第三节　阿尔兹海默病的先兆 ……………………………6

　第四节　预防阿尔兹海默病 ………………………………8

　第五节　失能老人 …………………………………………9

　第六节　预防老人失能 ……………………………………11

第二章　营养饮食……………………………………………13

　第一节　标准体重和体型 …………………………………14

　第二节　营养不良 …………………………………………16

　第三节　正确掌握进食总量 ………………………………19

　第四节　合理饮水 …………………………………………20

　第五节　合理搭配一日三餐 ………………………………23

　第六节　饮食原则 …………………………………………25

　第七节　促进失智、失能老人的食欲 ……………………28

　第八节　预防进食呛咳 ……………………………………31

　第九节　每天需要的营养要素 ……………………………33

　第十节　帮助牙口不便的老人进食 ………………………35

　第十一节　帮助卧床老人进食 ……………………………38

第三章　正常排泄 ···41

　第一节　判断排便是否正常 ·······························42

　第二节　预防便秘 ···45

　第三节　合理使用通便药 ····································48

　第四节　改善便秘 ···51

　第五节　人工肛门的家庭护理 ·····························53

　第六节　膀胱造瘘的家庭护理 ·····························56

　第七节　长期留置导尿的家庭护理 ·····················58

　第八节　排便失禁的家庭护理 ·····························59

　第九节　判断排尿是否正常 ·······························61

　第十节　夜尿增多的原因 ····································63

　第十一节　协助卧床老人床上大小便 ··················65

第四章　科学睡眠 ···67

　第一节　正常的睡眠规律 ····································68

　第二节　打呼噜是否有病 ····································70

　第三节　科学安排睡眠时间 ·······························71

　第四节　选择合适的床 ·······································73

　第五节　有助睡眠的卧室布置 ·····························75

　第六节　选择助眠药物 ·······································77

第五章　清洁卫生 ···79

　第一节　洗澡时间有讲究 ····································80

　第二节　泡澡和淋浴 ··81

　第三节　卧床老人床上沐浴 ·······························84

　第四节　科学泡脚 ···85

第五节　清洁无牙老人口腔 …………………………… 87

第六节　义齿的清洁与保管 …………………………… 88

第七节　失智、失能老人口腔清洁 …………………… 90

第八节　漱口液与辅助工具 …………………………… 92

第九节　预防皮肤瘙痒 ………………………………… 94

第十节　皮屑增多的护理 ……………………………… 97

第十一节　会阴部清洁 ………………………………… 98

第十二节　预防腋下及会阴部湿疹 ………………… 100

第十三节　正确修剪指甲 …………………………… 102

第十四节　如何判断身体异味 ……………………… 104

第六章　生命体征 ……………………………………… 107

第一节　正确测量体温 ……………………………… 108

第二节　测量血压、心跳与呼吸 …………………… 112

第三节　观察神志变化 ……………………………… 115

第四节　判断神志和意识是否正常 ………………… 117

第五节　建立规律的生活习惯 ……………………… 120

第七章　安全措施 ……………………………………… 123

第一节　预防跌倒及应急处理 ……………………… 124

第二节　预防走失 …………………………………… 127

第三节　呛咳及窒息的预防与急救 ………………… 129

第四节　坠床的预防与应急处理 …………………… 132

第五节　压力性损伤的预防与应急处理 …………… 134

第六节　热水袋的使用及烫伤的紧急处理 ………… 137

第七节　预防低温烫伤 ……………………………… 139

第八节　布置安全的居家环境 ……………………… 143

第九节　床椅转移注意安全 ·································· 146

第十节　家庭照护的技巧 ·································· 149

第八章　居家环境·································· 151

第一节　水、电、煤的安全管理 ·································· 152

第二节　房门钥匙的安全管理 ·································· 154

第三节　提防诈骗电话 ·································· 155

第四节　卫生间的安全设施 ·································· 157

第五节　居家无障碍 ·································· 159

第六节　居家温度湿度 ·································· 162

第七节　居室的通风与采光 ·································· 164

第八节　营造安全温馨的家居环境 ·································· 166

第九章　正确衣着·································· 169

第一节　舒适方便的衣着 ·································· 170

第二节　贴身衣物的选择 ·································· 172

第三节　着装是否合适 ·································· 173

第四节　选择合适的鞋袜 ·································· 174

第十章　安全出行·································· 175

第一节　加强安全意识 ·································· 176

第二节　安全防护措施 ·································· 177

第三节　选择合适的鞋 ·································· 179

第四节　外出时的物品准备 ·································· 181

第五节　外出时间、地点和人群 ·································· 183

第十一章　科学就医·································· 185

第一节　及时就医 ·································· 186

第二节　正确服用药物 ……………………………………………187

第三节　服药与饮食、饮水、睡眠的关系 ……………………… 189

第四节　滴眼液、滴耳液、漱口液的使用 ……………………… 190

第五节　家庭药箱的管理 …………………………………………191

第六节　用药安全管理 ……………………………………………193

第十二章　休闲娱乐 ……………………………………………195

第一节　选择适宜的娱乐活动 …………………………………196

第二节　培养兴趣爱好 …………………………………………198

第三节　维持兴趣爱好 …………………………………………199

第四节　音乐疗法 ………………………………………………200

第五节　益智游戏 ………………………………………………201

第十三章　功能锻炼 ……………………………………………203

第一节　听力观察与恢复训练 …………………………………204

第二节　视力的观察与恢复训练 ………………………………206

第三节　语言的观察与恢复训练 ………………………………208

第四节　步伐的观察与训练 ……………………………………209

第五节　手指功能的锻炼 ………………………………………211

第六节　自理能力的观察与训练 ………………………………212

第七节　维持自理能力 …………………………………………213

第八节　肢体运功障碍的康复训练 ……………………………214

第十四章　辅助器具 ……………………………………………215

第一节　助听器的选择及佩戴与维护 …………………………216

第二节　眼镜的选择及佩戴与维护 ……………………………219

第三节　拐杖的选择与使用 ……………………………………222

第四节 助步器的选择与使用 …………………………………………224

第五节 轮椅的选择与使用 …………………………………………227

第六节 解尿、解便器具的选择与使用 …………………………………229

第十五章 情绪管理…………………………………………………231

第一节 如何应对情绪多变 …………………………………………232

第二节 缓解和疏导沮丧情绪 ………………………………………233

第三节 缓解照护者的心理压力 ……………………………………235

第十六章 安宁疗护……………………………………………………237

第一节 满足最后的愿望 ……………………………………………238

第二节 留给老人处理私事的时间 …………………………………240

第三节 生前预嘱 ……………………………………………………241

第四节 安详的离别 …………………………………………………242

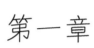

第一章

基本概念

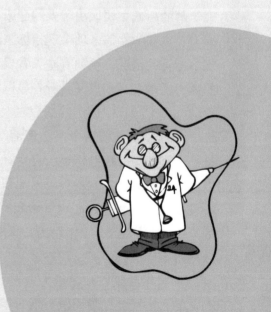

让我们一起照护好家里的 **老小孩**

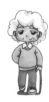

第一节　老年人

　　不同的国家和地区对老年人也有不同的定义，通常会把退休作为进入老年期的标准，目前国内的退休年龄女性是 50~55 岁，男性统一为 60 岁；西方一些国家的退休年龄，则比国内要延后，法国和意大利为 62 岁；日本、德国、澳大利亚、瑞士的退休年龄为 65 岁；新西兰、美国的退休年龄为 67 岁，冰岛的退休年龄为 70 岁。

　　世界卫生组织提出新的标准将实际年龄 44 岁以下的人群称为青年人，45~59 岁的人群称为中年人，60~74 岁的人群称为年轻老年人，75 岁以上的才称为老年人。把 90 岁以上的人群称为长寿老人。

　　除了通过实际年龄来划分，我们还可以根据我们的生理年龄、心理年龄和社会年龄来判断自己是不是进入了老年期。

　　生理年龄就是指一个人生理学上的年龄，代表着个人的生命活力。生理年龄的高低主要取决于人的健康状况，可以通过测量血压、视力、听力、握力、皮肤弹性等多项生理指标来测定，所以实际年龄和生理年龄经常会出现不相符的情况，例如有些人看着会显老，不能完成自己的年龄段可以完成的体力活动，有些人又会看着显得年轻，可以完成超过自己实际年龄的体力活动。

　　心理年龄是根据个人心理活动的健康程度来确定的年龄。简单地说，就是能够稳定的控制情绪、有良好的社会适应能力、能够与人和谐地交往、以及学习、分析、判断等以思维和语言为核心的认知，情感和意志相统一的心理活动过程。所以心理年龄和实际年龄存在不同步的现象。如同为 60 岁的人，由于生活、工作经历、家庭生活、环境的不同，他们的心理年龄可以测得不同的数值。

　　社会年龄是以社会行为成熟程度来代表的年龄，通常是指一个作为社会化的人为社会发展而做贡献的年限，是社会规定的规范年龄。个人的社会年龄，会因个人所从事的工作有不同的名称，如工龄、教龄等等，在一些领域的科学家、专家，到了七八十岁，仍旧在行业里起着作用，为社会继续作出贡献，那么他的社会年龄就不能算为结束。

实际年龄、生理年龄、心理年龄和社会年龄的关系为：实际年龄是我们年龄的真实状态，不可改变，但生理年龄、心理年龄和社会年龄却可以通过个人努力、学习、身心锻炼加以改变，延缓衰老。

国际上通常把60岁以上的人口占总人口比例达到10%，或者65岁以上人口占总人口的比例达到7%，作为国家或者地区进入老龄化社会的标准，2020年5月上海市老龄办和市统计局发布了统计数据，截止至2019年年底，上海户籍60岁以上老年人口占总人口的35.2%，上海已经进入了一个深度老龄化的社会。

目前，中国60岁及以上的老年人口规模大约2.2亿人，位居全球各国首位，2050年前后，中国老年人口规模将会达到4.7亿人，约占世界老年人口总量的22.5%。随着老年人数量的不断增加，老年人面临着养老、医疗以及精神赡养等诸多社会问题，已经引起国家和社会各界的高度关注和重视。

（苏伟）

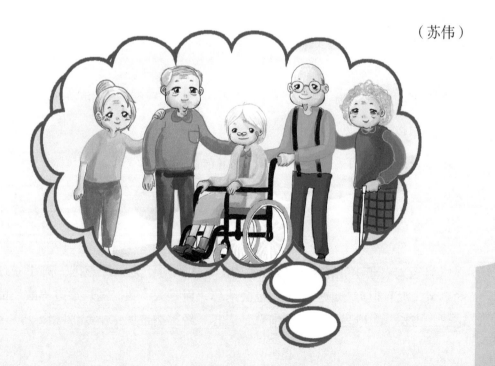

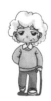

第二节　阿尔茨海默病

失智症（Dementia）是一种因脑部损伤或疾病导致的渐进性认知功能的退化。最常见的失智症，分为退化性失智症、血管性失智症和其他疾病导致的失智症。而失智症常见的原因就是阿尔茨海默病。

阿尔茨海默病定义（Alzheimer's disease,AD）：是最常见的一种痴呆，好发于老年患者，又称老年痴呆。AD 不仅引起患者记忆和认知进行性减退、人格改变和语言障碍，而且严重影响患者的生活质量，增加死亡风险。然而需要引起我们重视的是，在患者出现临床症状前的 10～15 年，大脑已经出现淀粉样沉积和神经突触的改变。

阿尔茨海默病的临床表现包括记忆障碍（主要为近事记忆障碍）、失语、失能、视空间障碍、抽象思维和计算能力损害、人格和行为的改变等。从轻、中、重三种程度及临床表现方面来判断。

程度	记忆	视空间	情绪、精神面貌	人格	逻辑、综合能力、计算能力、言语	活动度
轻度	近事记忆减退、逐步至远期记忆减退	障碍	疲乏、焦虑、消极情绪	障碍（不爱清洁、易怒、多疑自私等）	下降	活动能力下降
中度	继续加重	明显障碍	行为、精神异常	明显改变	明显下降	少动综合征
重度	丧失	加重	情感淡漠、哭笑无常	加重	丧失	四肢强直、屈曲瘫痪、括约肌功能障碍

年轻人对于事物也会遗忘，这是正常大脑对于记忆的整理。对于做过的事情，没有很刻意地去记忆，也会遗忘，但是大多数时间，通过提醒还能记起，当长辈对刚发生过的事情总是遗忘、经提醒也回忆不起像吃饭、吃药

等这样简单的事情；或短时间内反复赘述重复的话语，我们就要引起重视了。

同时，我们还要学会区分老年痴呆认知症和健忘症。

老年痴呆认知症	健忘症
完全忘记经提示不能记起	忘记，但是经提醒会回忆起
认不清人、物、时间、地点	能认清人、物、时间、地点
对自己的记忆没有意识	清楚意识到自己的记忆问题
日常生活出现障碍	日常生活无障碍
病情发展迅速	病情发展相对缓慢

所以我们要多多关心家里的老人，熟悉老人的生活习惯，当老人的记忆、情绪、精神面貌、综合能力、活动度等有变化就要提高警惕，及时找专科医师进行咨询和治疗。

（沈军）

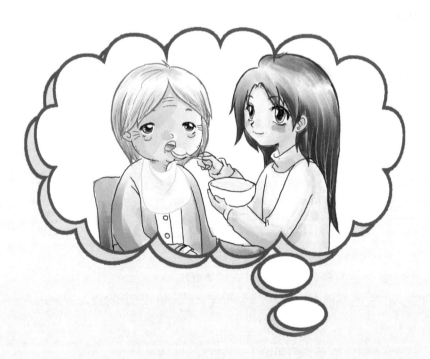

第三节　阿尔兹海默病的先兆

　　最近很火的电视剧《都挺好》以苏大强患有阿尔茨海默病、明玉辞职照顾父亲结束。目睹了明玉在照料父亲的过程中经历的种种无助、痛苦，你是否也担心自己的父母甚至自己老了也失智了呢？

　　研究表明，阿尔兹海默病与年龄有关，65 岁后患上阿尔兹海默病的危险性开始增加，这意味着每个人都有面临这种疾病的风险，目前，该病患病率高，就诊率却很低，这是人们对该病的认知不足导致的。同时，该病目前没有有效的治疗方法，我们只能通过采取一些预防措施来延缓病情的发生与发展。而在这之前，我们需要了解它，及早地发现它的早期症状，接下来，笔者以苏大强为例来讨论一下失智老人的早期症状：

　　（1）患者短期记忆显著减退

　　表现为：丢三落四，说完就忘。比如：苏大强的好友住院时，苏大强说去给他买包子，到了医院楼下就忘了下楼是为了做什么事了，返回病房又问好友吃什么。很多人觉得老人家年纪大了记忆力减退很正常，而忽视了疾病，以后要多加重视！

　　（2）性格方面发生了变化

　　有些老人极为敏感、多疑、固执，甚至更加相信家庭成员以外的人，所以老人容易上当受骗。这个时候你是不是想到了剧中的小保姆，哪怕小保姆做假账，苏大强也轻易地相信了她，反观苏大强住在二儿子苏明成家里的时候，苏明成让流浪狗出去，苏大强都敏感地以为苏明成在撵自己走。

　　（3）定向力障碍，迷路或忘记时间

　　比如：苏大强出门就找不到回家的路了，这是因为他已经失去了定点的能力，这也是很多家庭照顾失智老人面临的困难，老人容易出现迷路或与家人走散。

　　（4）精神症状出现异常

表现为以自我为中心，情绪不易控制，比如：苏大强各种作"妖"，苏明成夫妇已经尽力照顾他了，他一个不满意就打电话给大儿子告黑状。虽然不可一概而论，但当家里的老人出现性格改变还是要重点注意的。

还有些老人会出现逻辑思维紊乱，表现为言语表达不清、问答不切题等。总之，多多关心家里的老人，及早发现异常，及早干预，对疾病的预防和延缓会有一定的作用。

（沈军　孙琪）

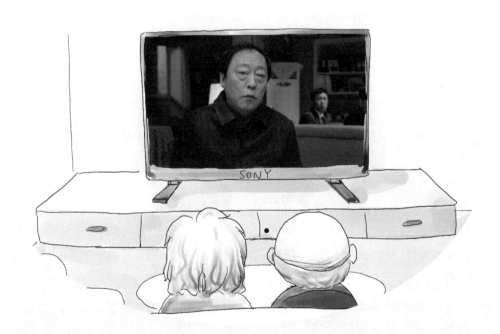

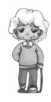

第四节　预防阿尔兹海默病

老人失智，俗称老年痴呆，学名阿尔兹海默病，它是导致与年龄相关的认知功能下降的最常见的原因。多数人都知道，该病的预后并不乐观，目前仍没有可以根治的药物和方法，那么是否可以预防呢？

20世纪60年代后期，病理学家在系统解剖老年人衰老的大脑时发现：老年人的大脑中遍布淀粉样蛋白沉积和缠结的tau蛋白，这些物质抑制了神经元的功能，阻碍神经信号和递质的传导，使神经元"熄火"。随后，科学家们发现，在阿尔兹海默病临床症状出现的前几十年，人类的大脑中就会出现淀粉样蛋白沉积和神经元纤维缠结。这时候，你是不是在想：那么为什么没有青年痴呆、中年痴呆呢？那是因为这些物质在数量上还没有蓄积到一定水平，还不足以影响我们的日常生活。所以，我们应该在早期通过预防干预、改变生活方式来保护健康的大脑神经细胞，而不是等到神经元被破坏才想用药物来改善。

既然阿尔兹海默病可以预防，那么我们应该怎么做呢？美国国立卫生研究院的专家组成员均认为健康的生活方式——规律饮食、锻炼身体、适当减压以及认知训练、多参加社会活动等都能快速提高认知功能，推迟痴呆的发生。现有研究显示：每周数次的体育锻炼坚持两年可以使记忆力减退的危险性减少46%；如果人们在中年时期就花时间做复杂的认知功能训练，将来发生痴呆的机率可以下降48%。

了解到阿尔兹海默病预防的相关因素，你是否想立即行动起来，早期保护好自己的大脑，来延缓病情的发生与发展呢？

（沈军　孙琪）

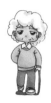

第五节　失能老人

　　失能老人是由于老化或慢性疾病带来身体功能的丧失，导致生活不能自理甚至残疾，需要他人协助甚至完全照顾才能生存的老人。目前，我国使用的是国际通行标准。它根据老人生活自理能力中的六个方面：进食、穿衣、上下床、上厕所、室内走动、洗澡6项指标，1~2项不能独立完成的，被定义为"轻度失能"，3~4项不能独立完成的，被定义为"中度失能"，5~6项不能独立完成的，被定义为"重度失能"。

　　《国家基本公共卫生服务规范(第三版)老年人生活自理能力评估表》：

评估事项、内容与评分	程 度 等 级				
	可自理	轻度依赖	中度依赖	不能自理	判断评分
进餐：使用餐具将饭菜送入口、咀嚼、吞咽等活动	独立完成	——	需要协助、如切碎、搅拌食物等	完全需要帮助	
评分	0	0	3	5	
梳洗：梳头、洗脸、刷牙、剃须、洗澡等活动	独立完成	能独立地洗头、梳头、洗脸、刷牙、剃须；洗澡需要协助	在协助下和适当时间内，能完成部分梳洗活动	完全需要帮助	
评分	0	1	3	7	
穿衣：穿衣裤、袜子、鞋子等活动	独立完成		需要协助，在适当时间内完成部分穿衣	完全需要帮助	
评分	0		3	5	
如厕：小便、大便等活动及自控	不需协助可自控	偶尔失禁，但基本上能如厕或使用便具	经常失禁，在提示和协助下尚能如厕或使用便具	完全失禁，完全需要帮助	
评分	0	1	5	10	
活动：站立、室内行走、上下楼梯、户外活动	独立完成所有活动	借助较小的外力或辅助装置能完成站立、行走、上下楼梯等	借助较大的外力才能完成站立、行走，不能上下楼梯	卧床不起，活动完全需要帮助	
评分	0	1	5	10	
总得分					

评分汇总后，判断依赖程度标准：0~3分者可自理；4~8分为轻度依赖；9~18分为中度依赖；大于等于19分为不能自理。

Barthel 指数（BI）：当今普遍应用于临床的一种基本日常生活活动能力评定手段，内容全面，涉及：进食、洗澡、修饰、穿衣、控制大小便、使用厕所、床椅转椅、平地行走及上下楼梯十项内容。总分100分，得分越高，生活能力越好。

Barthel 指数评定量表

序号	项目	评分标准	得分
1	进食	0= 需极大帮助　5= 需部分帮助　10= 完全独立	
2	洗澡	0= 需部分帮助　5= 完全独立	
3	修饰	0= 需部分帮助　5= 完全独立	
4	穿衣	0= 需极大帮助　5= 需部分帮助　10= 完全独立	
5	控制大便	0= 完全失控　5= 偶尔失控　10= 可控制	
6	控制小便	0= 完全失控　5= 偶尔失控　10= 可控制	
7	如厕	0= 需极大帮助　5= 需部分帮助　10= 完全独立	
8	床椅移动	0= 完全依赖　5= 需极大帮助　10= 需部分帮助 15= 完全独立	
9	平地行走	0= 完全依赖　5= 需极大帮助　10= 需部分帮助 15= 完全独立	
10	上下楼梯	0= 需极大帮助　5= 需部分帮助　10= 完全独立	
总分			

日常生活活动量表（ADL）：包括基本日常能力评测（BADL）和工具性日常能力评测（IADL），主要反应了失智失能老人的生活自理程度。

中文版SF-36量表：该量表系36项条目的结构式问卷，其中35项用于测评老人近4周的健康状态，1项用于比较老人1年前后的健康变化情况。

根据各条目不同权重0~100标准计分，再根据不同维度分量表的平均分评价，分数越高，生活质量越好。

（沈军　孙琪）

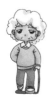

第六节　预防老人失能

　　随着老龄化社会的到来，老年人的健康状况受到了越来越广泛的关注。一旦家中有老人出现了失能或失智，不管是生活、经济还是精神上，都给每个家庭增加了巨大的负担。老人失能一方面是衰老以及各种慢性病导致，另一方面是由于老年痴呆导致。那么，老人失能可以预防吗？其实，严格意义上来说，应该是尽量延缓老人失能的进程。

　　人体衰老是自然规律，随着年龄的增长，身体内各器官系统功能和代谢能力在日渐减弱，新陈代谢能力和抵御疾病的能力也开始快速下滑。同时，生活水平提高，人们的饮食结构发生改变，吃得越来越好，使得很多人得了"富贵病"，如高血压、高血糖、高血脂、糖尿病等。营养在增加，活动却并没有相应增加。当今社会，人们出门大都以车代步，体力消耗减少，从而导致身体机能的进一步减退，最终可能导致生活不能自理。除此之外，步入老年期后，肌肉的力量减弱、弹性、伸展性、兴奋性和肌肉的传导性减退，加之老年人骨质疏松与增生，关节活动度减退，逐渐导致肌肉萎缩，同时，视力的减退，老年人易被障碍物绊倒而引起跌伤，导致骨折和脑出血的意外，这也增加了老人失能的风险。

　　如何延缓老人失能，最直接的方法就是改善老年人的健康。预防胜于治疗，事实上很多疾病都是由于人们不规律的生活方式和缺乏运动引起的，所以建议老年人早睡早起、合理膳食、适量运动、戒烟限酒。老年人运动时应秉承经常、全面、循序渐进的原则，选择锻炼项目时，应考虑老年人的生理特点，不宜选择强度较大和对抗性太强的运动。

　　比较推荐的运动项目包括：①提高身体运作能力的有氧运动，如：行走、慢跑、游泳、太极拳等。

　　②减缓肌肉萎缩速度的力量训练，如：弹性拉力器、握力器、小哑铃等。

　　③增加记忆力的智力项目，如：象棋、桥牌等。

综上所述，预防是解决老人失能的关键，预防老人失能要做到：控制慢性疾病的进展、合理膳食、适量运动、保持心情愉悦、积极参与社交活动等。

（沈军 孙琪）

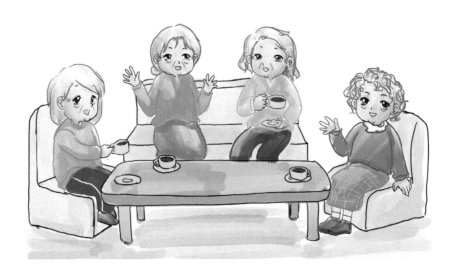

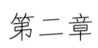

第二章

营养饮食

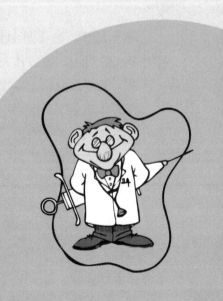

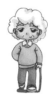

第一节　标准体重与体型

进入老年，体型难免会改变。有些老人体重大增，逼近肥胖线；有些老人四肢细瘦，腰围却加了好几码。这种体型的改变，不仅带来了外表的变化，更重要的是可能导致和加重很多老年疾病。

① 水桶型：这类老人体格强壮，但过重的体重同样不利于健康。因为体重过重会给膝关节增加负担，让已骨质流失的关节不堪重负。

② 苹果型：年轻时并不胖，年老后却腰围大增，体重较正常，只是臀部、腹部堆积大量脂肪，形似苹果。这类老人最容易患上高血压、糖尿病、血脂异常等，患冠心病的风险也较高。

③ 香蕉型：虽然"千金难买老来瘦"，但太瘦弱也不好。太瘦的老人容易营养不良，抵抗力弱，对环境的适应性差，特别容易患流感、上呼吸道感染、肺炎等感染性疾病，过瘦老人出现内脏下垂的也比较多，也应排除"肌少症"。

④ 海绵型：体型胖且体质虚的老人是"三高"的重度危险人群。由于赘肉多，他们还容易患骨关节病、睡眠呼吸疾病及肠道癌、乳腺癌等。

对于老年人而言，太瘦不好，太胖也不好，那是为什么呢？

因为体重偏重的老年人，多数都伴随着三高。当患上三高之后，体重还一直持续在高水平的话，很容易引起心脑血管疾病的发生。在生活中发生意外的几率会大大增加，并且肥胖也会让人行动不便，过度肥胖会影响寿命。

而偏瘦的老年人，患上老年痴呆的几率会大大增加。有研究表示，100斤以下的老年人患上老年痴呆症的机率比正常体重的老年人高上许多。除此之外，太瘦的老年人还会患上肌少症，这种疾病会随着年纪的增加，骨骼上的肌肉越来越少。这样一来，肌肉所产生的力量也会随之退化，老年人也会变得越来越虚弱。

在一般情况下，老年人标准体重的简单计算公式为：男子：身高（厘米）–105 = 体重（千克）；女子：身高（厘米）–100 = 体重（千克），实际体重在标准体重的 ±10% 范围内都认为是健康的。比如一位身高为 160 厘米的 67 岁老年女性，她的标准体重为 160–100 = 60（千克），如果她的实际体重保持在 54~66 千克范围内，就属于正常体重。还可以用体质指数来计算，体质指数（BMI）= 体重（千克）÷ 身高（米）平方。BMI 低于 18.5 为过轻，18.5~24.99 为正常，20~25 为适中，25~28 为过重，28~32 为肥胖。

（张莺　李漪）

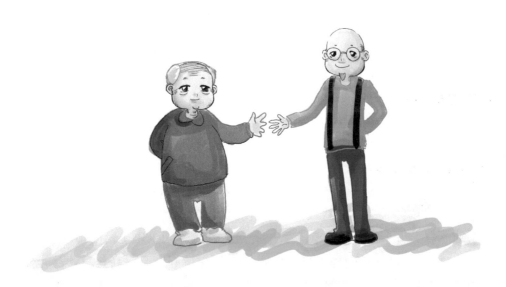

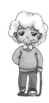

第二节 营养不良

　　营养不良是一种不同程度的急性、亚急性或慢性的营养过剩或营养不足状态，它会导致身体构成改变和功能下降。老年人普遍存在营养不良风险。老年人营养不良可能会造成抑郁、感染、跌倒、骨折等不良后果。老年人的体质和机能会逐渐下降，要特别注意是否出现了营养不良的现象，及时进行补充营养和调理。

　　老年人营养不良的判断：

　　① 从饮食方面看是否存在营养摄入不足。每天能否吃到肉类、鱼类或禽类，每周能否至少两次吃到豆类或蛋类；每天能否吃到半斤果蔬；每日是否喝4杯以上液体（水、茶、果汁或牛奶）等。

　　② 从体重变化及摄入量看是否存在营养不良。轻度营养不良，近3个月内体重丢失5%或食物摄入为正常需要量的50%~75%；中度营养不良，近2个月内体重丢失5%或前一周食物摄入为正常需要量25%~50%；重度营养不良，近1个月内体重丢失5%，或体重指数（BMI）<18.5。

　　③ 超重也是种营养不良。肥胖的人往往偏好高脂、高热量食品，使体内某些营养过多，而某些身体必需营养又吸收太少。但很多人对肥胖的第一反应就是营养过剩，选用"饥饿法"减少营养吸收，控制肉食、鱼类、蛋白质摄入，让身体变瘦。这极易造成蛋白质缺乏，引起一系列蛋白质缺乏疾病，如动脉硬化、免疫力低、易疲劳等症状。时间久了，老年人身体既吸收不到每日必需的营养，又减不去体内过剩营养，不但减不了肥，还危害健康。

　　④ 如果老人身上出现不自然的深度瘀伤或创伤，并且很长时间没有消退或愈合，也是缺乏某种元素、营养不良的信号。

　　⑤ 疲劳、乏力也可能是营养不良的最初表现，肌肉是骨骼的助力器，蛋白质摄入不足，会使肌肉组织发生老化、萎缩。

　　体重下降是老人营养不良的重要征兆。如果平时合身的衣裤在近3个月内突然显得过于宽松，或体重有明显的下降，都有可能是营养不良。建议老人像定期量血压一样，及时观察体重变化。称体重时最好是清晨空腹状态下，穿尽可能少的衣服。对于老人来说，保持微胖状态更有利于老人的身体健康，不能再一味强调"千金难买老来瘦"。

（张莺　李漪）

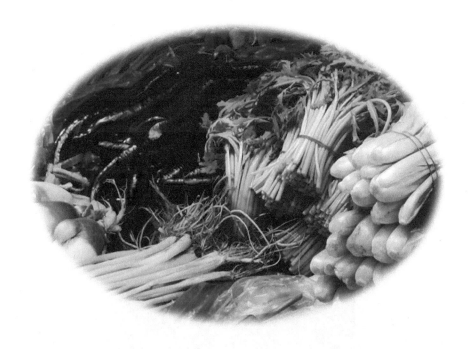

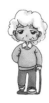

第三节　正确掌握进食总量

老人饮食的数量不能和年轻人相比，吃得太多或太少都可能对身体造成不利影响。所以老人每天吃多少合适的问题备受关注，那么老人每天吃多少食物更有利于健康呢？

老人每天一日三餐的进食量可以用自己的拳头进行评估，即"十个拳头"饮食。

"十个拳头"包括不超过1个拳头大小的肉类；相当于两个拳头大小

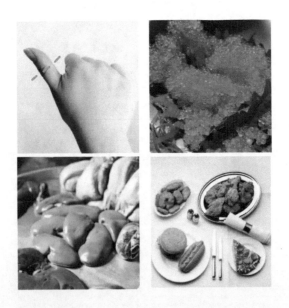

的谷类，包括粗粮、杂豆和薯类；保证两个拳头大小的奶、豆制品；不少于五个拳头大小的蔬菜和水果。

十个拳头饮食的量是指生食物的数量。以肉食为例，由于老年人新陈代谢较慢，每日进食一个拳头大小的肉类就已足够。这一个拳头的肉类应包括鱼、禽、蛋、肉，指的是摄入总量。鸡蛋黄中胆固醇含量较高，血脂异常、体重超标的老年人，鸡蛋最好隔一天吃一个。即使体重正常、血脂血糖正常的老年人，每天最多就吃一个鸡蛋。

老人饮食健康需求除每天吃的数量外，在吃什么和怎么吃方面也有讲究。老年人对营养的需求是全面的，膳食中食物种类越多，营养素也就越丰富。老人每天最好能吃 20 种左右的食物，比如早餐：豆浆或牛奶、肉包或菜包、煮鸡蛋、水果；中午：米饭、白灼鲜虾、新鲜蔬菜、山药小排汤、时令水果；晚上：粥、香菇油菜、肉末蒸蛋、酸奶。

饮食要粗细搭配，粗粮细做。"粗细搭配"就是要适当多吃一些粗粮，即大米、白面以外的谷类及杂豆，例如玉米、小米、高粱米、薏米等，这些可以增加维生素 B 族的摄入。一般来讲，一星期要吃 5~7 顿粗粮，粗粮的种类也应多样化，如小米、玉米、小豆、糙米等掺着吃。

（张莺　李漪）

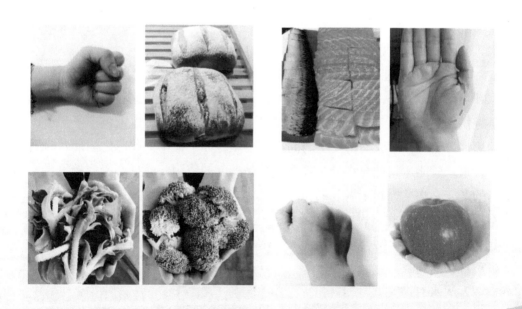

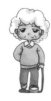

第四节 合理饮水

老年人喝水有什么讲究吗？正确的喝水方式是怎么样的，老年人喝水有什么要注意的吗？每天饮水多少才合适呢？

1. 老人早上喝水的好处

早上多数老年人会出现皮肤干燥、皱纹增多等现象，因此补充水分是一个有效方式。科学研究证明，早晨饮水，对人体的保健功效最为突出。饮水以选择白开水为好，饮水量为200~400毫升，不宜过多，以免一时性的大量饮水冲淡胃液，影响到进食早餐的食欲。早晨饮水对健康的益处有：

（1）清晨空腹饮水，15~30分钟就有利尿作用，其效果迅速而且明显。

（2）排毒作用：晚餐摄入的蛋白质及无机盐进入体内，在体内的分解代谢过程中，会产生一些毒性物质，对身体有害。如果早晨起来之后及时饮水，就可以促进排尿和排便，尽快地把毒素排出体外。

（3）保护心脏：经过一夜的睡眠之后，体内的水分会随着尿液、汗液和呼吸而大量丢失，血液也会变得黏稠，血液容量降低。这就给冠状动脉为心脏供血制造了困难，容易诱发心绞痛、心肌梗死等心脏血液供应不足引发的病症。因此，心绞痛的发生时间多在早晨，如果在早上起床之后能及时喝一杯水，就能达到补充水分、降低血液黏稠度的作用，减少心绞痛的发生。有的老人喜欢早上起床以后喝冰水，觉得这样最提神。其实，早上喝冰水是不适宜的，因为此时胃肠都已排空，过冷或过烫的水都会刺激到肠胃，引起肠胃不适。晨起喝与室温相同的开水最佳，天冷时可喝温开水，以尽量减少对胃肠的刺激。

2. 喝水有讲究

清晨起床时是新的一天身体补充水分的关键时刻。清晨喝水必须是空腹喝，也就是在吃早餐之前喝水，否则就达不到促进血液循环、冲刷肠胃等效果。最好小口小口地喝水，因为饮水速度过猛对身体是非常不利的，可能引起血压降低和脑水肿，导致头痛、恶心、呕吐。

3. 老年人饮水最佳时间

老人一定要注意饮水时间，适当的饮水更有利于健康。

（1）早晨起床后

一定要喝水，因为这是一天身体开始运动的关键。老年人在夜间睡眠的时候，因排尿、出汗、呼吸，体内血液浓缩、血流缓慢、机能代谢物积存等因素造成体内水分减少。起床后饮水 250~300 毫升，可使血液正常循环，有效预防高血压、脑血栓、心肌梗塞等疾患的发生。喝完后做简单动作，不可静坐。

（2）上午十点

这是人体一天中生物钟最旺盛的时间，应补充 300 毫升水。

（3）下午三点

这刚好是喝下午茶的时间，饮水 300 毫升。

（4）睡前

睡前少量饮水，对于老年人或患心脑血管疾病的人，可以预防致死性梗塞。不少老年人不习惯睡前饮水，怕起夜。其实老年人膀胱萎缩，容量减少，不饮水照样要起夜。

（5）半夜

老年人由于肾脏收缩功能减退，夜间尿多，这就导致体内缺水，易使血液粘稠，心脑血流阻力大，易引发心脑血管病变。起夜后可以适量饮水后再入睡。

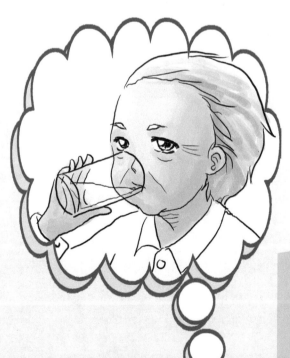

（6）运动后

尽管不是运动员，运动量没有那么大，但不管做什么运动，比如打扫房间之后都应该喝水，这样不易累，也不易全身酸痛。

4. 老人不能喝淡盐水

虽然很多人认为早晨喝杯淡盐水有益健康，有预防便秘的功效，但目前却没有循证医学数据证实淡盐水能够治疗便秘，反之，却有明确数据证明钠摄入过多会使血压升高，对身体有害无利。

老年人每日饮水量应保证在 1000~2000 毫升，只有这样才能保持人体水分的平衡。但喝水又忌暴饮，特别是一些心脏功能不好的人，一次饮水量不能过大，应适量多次饮用，每次最好不超过 500 毫升。通常以一杯200~300 毫升为宜；其他时间内，可不定时插空补水。

（张莺）

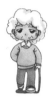

第五节　合理搭配一日三餐

老年人一日的饮食应如何安排呢?

老年人的饮食应当是低热量、充足的蛋白质、少量脂肪、多种维生素和无机盐的平衡膳食。对于 60 岁以上的老年人，可按每日的活动量合理安排饮食。男性与女性食量不同，不强求完全一致。

食物的类别和食物的量：一日主食量一般掌握在 250~300 克，不宜过多。蛋白质食品，牛奶每日最少 250 毫升，需要时可增加至 500 毫升，最好饮用酸奶。鸡蛋可用 1 个，特殊情况需要时最多 2 个。肉类可用 100 克，豆腐类 100 克，蔬菜 400~500 克，植物油 20~30 克，盐 5~6 克，水果 1~2 个。根据这些食物内容，将它合理地安排在餐次中。根据早餐要吃好，午餐要吃饱，晚餐要适量的原则，早餐安排要丰富些，既有蛋白质食品又有主食。晚餐食物不但要清淡，而且总量要少。正餐食品花样要多，肉类食品可多选用鱼肉。粗细搭配，有干有稀，并可多用一些有保健作用的食品，如豆类制品有软化血管、降低胆固醇的作用，还可用木耳、银耳、海带、紫菜、香菇、蘑菇类食物配上肉和青菜，以均衡营养。加餐可用酸奶、水果等小食品。

餐次安排：合理安排一日三餐的时间和食量，应定时定量。早餐安排在 6:30~8:30，午餐在 11:30~13:30，晚餐在 17:00~19:00。老年人因其生理的特殊性，代谢减慢，一次进食量少，可以以三正餐为主，酌情加餐 2~3 次，少量多餐。每日 4~5 餐，三次正餐之外可加 1~2 餐。老年人睡前可饮用牛奶，这对睡眠有好处。

烹调方法要少用油，食物清淡易消化。早餐的食物应以软为主，且不宜多。适宜吃容易消化的温热、柔软食物，如牛奶、豆浆、面条、馄饨等，最好能吃点粥。午餐是承上启下的一餐，午餐食物量可以分配多一点。老年人晚餐不宜吃的太多，晚餐摄食过多，活动量较少，会影响睡眠，容易发胖。老年人晚餐可以稍早点吃，而且要清淡偏素些，吃的过于丰盛、油腻对健康

让我们一起照护好家里的

不利，老年人晚餐的主食最好以稀食为主，喝一些粥类食物。饭后不再食甜食。不暴饮暴食，少吃辛辣厚味、油炸烧烤食品。

（张莺）

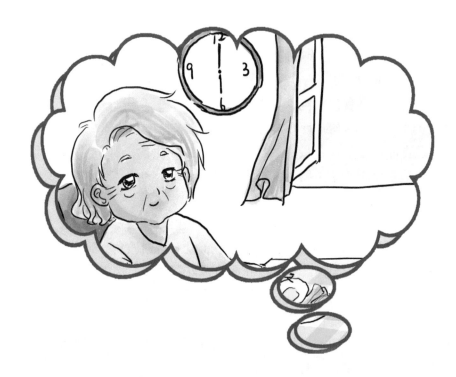

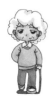

第六节　饮食原则

　　老年人的饮食和营养摄取我们要特别关注，根据老年人的生理特性及各项营养需求，营养专家归纳出以下10项老年人的饮食原则。

　　（1）少食多餐，以点心补充营养

　　老年人由于咀嚼及吞咽能力都比较差，往往一餐吃不了多少东西，而且进食时间又拖得很长。为了让老年人每天都能摄取足够的热量及营养，营养师建议，不妨让老年人一天分5~6餐，在三次正餐之间另外准备一些简便的点心，如饼干、蛋糕、营养麦片、红枣银耳羹，切成小块的水果或水果泥拌酸奶食用都是可以的。

　　（2）以豆制品取代部分动物蛋白质

　　老年人必须限制肉类的摄取量，一部分的蛋白质来源应该以豆类及豆制品（如豆腐、豆浆）取代。老年人的饮食内容里，每餐正餐至少要包含170克质量好的蛋白质（如瘦肉、鱼肉、蛋、豆腐等），素食者要从豆类及各种坚果类（花生、核桃、杏仁、腰果等）食物中获取优质蛋白质。

　　（3）主食加入蔬菜一起烹调

　　为了方便老年人咀嚼，尽量挑选质地比较软的蔬菜，如番茄、丝瓜、冬瓜、南瓜、茄子及绿叶菜的嫩叶等，切成小丁块或是刨成细丝后再烹调。如果老人家平常以稀饭或汤面作为主食，每次可以加入1~2种蔬菜一起煮，以确保他们每天至少吃到500克的蔬菜。

　　（4）每天吃350克水果

　　水果是常被老年人忽略的食物。一些质地软的水果，如香蕉、西瓜、水蜜桃、木瓜、芒果、猕猴桃等都很适合老年人食用。可以把水果切成薄片或是以汤匙刮成水果泥食用。如果要打成果汁，必须注意控制分量，打汁时可以加些水稀释。

　　（5）补充维生素B

近年来的研究显示，维生素B缺乏与老人易患的心血管疾病、肾脏病、白内障、脑部功能退化（认知、记忆力）及精神健康等都有相当密切的关联。无论生病、服药或是手术过后，都会造成维生素B大量流失，因此对于患病的老年人来说，需要特别注意补充维生素B。没有精加工过的谷类及坚果中都含有丰富的维生素B，所以在为老年人准备三餐时，不妨加一些糙米、胚芽等和白米一起煮成稀饭，或者也可以将少量坚果放进搅拌机里打碎成粉，加到燕麦里一起煮成燕麦粥。

（6）限制油脂摄取量

老年人摄取油脂要以植物油为主，避免肥肉、动物油脂（猪油、牛油），而且也要少用油炸的方式烹调食物。另外，甜点糕饼类的油脂含量也很高，尽量少让老人家吃这一类的高脂肪零食。最好多元不饱和脂肪（如玉米油、葵花子油）和单元不饱和脂肪（如橄榄油、花生油）轮流换着吃，这样比较能均衡摄取各种脂肪酸。

（7）少加盐、味精、酱油，善用其他调味方法

味觉不敏感的老年人吃东西时常觉得索然无味，食物一端上来就猛加

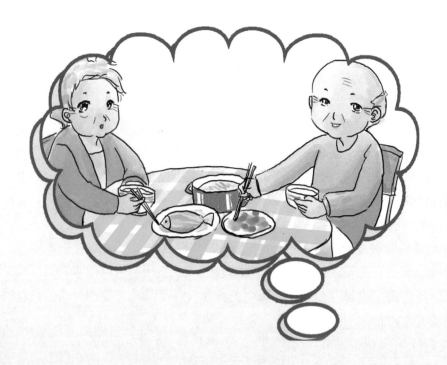

盐，很容易摄取过量的钠，埋下高血压的隐患。可以多利用一些具有浓烈味道的蔬菜，例如香菜、香菇、洋葱，用来炒蛋或是煮汤、煮粥。利用白醋、水果醋、柠檬汁、橙汁或是菠萝等各种果酸味，也可以变化食物的味道。一些中药材，尤其像气味浓厚的当归、肉桂、五香、八角或者香甜的枸杞、红枣等取代盐或酱油，丰富的味道有助增加老年人的食欲。

（8）少吃辛辣食物

虽然辛辣香料能引起食欲，但是老年人吃多了这类食物，容易造成体内水分、电解质不平衡，出现口干舌燥、火气大、睡不好等症状，所以少吃为宜。

（9）白天多补充水分

因为担心尿失禁或是夜间频繁跑厕所，不少老年人整天不大喝水。其实应该鼓励老人在白天多喝白开水，也可泡一些花草茶（尽量不放糖）变化口味。晚餐之后，适当减少水分摄取，这样就可以减少频繁上厕所而影响睡眠。

（10）每天服用一颗复合维生素补剂

老年人的个体差异很大，加上多数人要长期服药，所以每个人需要额外补充的营养素也大不相同。让老年人每天服用一颗复合维生素补剂是最基本且安全的强化营养方法，尤其可以补充老年人特别需要的维生素 B、抗氧化维生素 C 及维生素 E、维持骨质的钙、增强免疫力的锌等。不要擅自服用高剂量的单一补充剂，尤其是脂溶性的维生素 A、维生素 D、维生素 E 等，吃得过多会累积在体内，甚至产生毒性。

（陈慧　张莺）

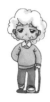

第七节　促进失智、失能老人的食欲

失智症老人不能像正常人一样自如地完成吃饭这个任务。正因如此，他们更需要护理人员的更多的关心、理解、鼓励与支持。

（1）营造良好的就餐环境

要安排老人每天在相对固定的时间、地点，以及餐桌位置上用餐。固定而有规律的安排，可以给老人带来稳定而安全的感觉。用餐环境光线要充足。失智症老人分辨食物的能力和视觉空间通常会发生退化，而一个明亮的用餐环境能够让老人更好地看清楚食物、选择自己喜欢的东西吃。餐桌的布置要尽量简单，只放吃饭需要的餐具，不要放置花瓶、装饰品、调味瓶、多余的餐具等不必要的物品，避免老人分心和迷糊。餐桌桌布的图案要简单，纯色的桌布就是很好的选择。要确保老人使用的餐椅结实稳固。舒适的姿势是顺利用餐的一个关键因素。就餐的时候，护理人员要关闭电视、音响、收音机等背景声响，尽量避免打扰老人就餐，让老人能够专注地吃饭。

（2）为老人准备可口的食物和饮料

为老人准备合乎口味的食物，并按照老人喜好来烹调。根据老人一贯的饮食习惯和喜好来进行配餐，比如为习惯南方饮食的老人多提供米饭、米粥、馄饨等食物。为老人准备的食物要适合老人的咀嚼和吞咽能力。要把食物切成小块，烧的时间长一些，让食物变得软一点，便于老人吞咽。某些失智症老人无法判断食物或饮料的温度是否合适。因此给老人的食物或饮料不能太烫或者太凉。失智症老人有时候会丧失饥渴感，也会忘记每天都需要摄入足够的水分。要确保老人一整天都可以喝到水。水分的摄入可以灵活多样，如温开水、豆浆、牛奶、菜汤和水果茶等等。要了解老人的喜好，为老人选择其喜欢的饮品。如果老人每次进食量偏少，可以采用正餐和茶点相结合的方式，保证老人获得充分的营养摄入。此外，不要给失智症老人吃坚果、爆米花这类的食物；吃鱼时，要选用剔除了骨刺的鱼肉，避免老人被呛着、咽住或者被骨刺卡住。

（3）准备适合的餐具

要根据老人使用餐具的能力，为老人准备好合适的餐具。失智症老人适合使用容易持握、便于使用的餐具。比如已经握不稳筷子的老人就可以改用勺子。为老人选用的碗和盘子的颜色，要和餐桌桌面和食物的颜色有明显的区分。失智症老人往往存在视觉障碍。如果餐具的颜色和桌面或食物的颜色相似，老人可能就会出现混乱，不知道应该夹哪儿、吃什么。在大多数情况下，纯白色的碗和盘子就是不错的选择，老人可以比较容易分辨出哪儿是食物，哪儿是装食物的容器，哪儿是餐桌的桌面，可以提高对食物的注意力。

（4）鼓励老人最大限度地发挥自己的能力

患病老人会遭遇很多的进食障碍。他们可能会把饭菜汤水弄到自己的衣服、餐桌或地板上，夹菜的手已经不稳当了，吃饭的速度也会比正常人慢，也不再讲究那些餐桌礼仪了。家属要心平气和地接受这一切，在老人出现这些问题的时候，不要心存抱怨或责备。即便老人吃饭有困难，也应该鼓励他们最大限度地发挥自身的能力，要赞扬老人在吃饭的时候所付出的努力，同时在老人需要的时候及时提供帮助。例如如果老人用不好筷子，那就为老人换个勺子。如果老人吃大块的食物有困难，那就把食物切成老人一口就能吃下的小块。如果老人不会自己挑选食物，可以依次为老人夹菜，吃完一样再给一样。如果老人已经不太会自己吃东西，可以给老人做示范，告诉老人应该怎样吃东西。还可以提供一部分不需要使用餐具，可以直接用手抓的食物（比如红薯、玉米、花卷、包子、猪排等），帮助老人更好地进食。

很重要的一点是，失智症老人吃东西的速度要比正常人慢很多。因此要留给老人足够长的吃饭时间，而且要提醒老人要细嚼慢咽，别着急，慢慢吃。某些老人到了疾病的中晚期，已经需要护理人员帮助喂饭了。不要赶时间、喂饭动作一定要轻柔，切忌因为动作生硬而弄痛老人。每一口的喂食量要少，要等老人慢慢咀嚼，吞咽后，再接着喂第二口。

（5）把就餐变成令人愉悦的活动

饮食也是一种活动体验，有助于让失智症老人拥有好胃口并享受整个过程。要善于把就餐变成一种能给老人带来快乐的活动，当老人还生活在家里的时候，要和老人一起用餐，邀请老人帮忙布置餐桌；如果老人生活在养

老机构，可以安排老人和其他关系好的"邻居"一起用餐。老人在就餐的时候，应陪伴在老人旁边给予提示、协助和鼓励，并且和老人进行简单轻松的交谈，比如喜不喜欢今天的饭菜，小时候最喜欢吃什么等等。还可以为老人安排茶点时间，鼓励老人摄入水分，并和其他老人或进行愉快的交流。能够和家人、"邻居"一起用餐或进行茶点小聚，失智症老人就会感觉自己并没有被排斥和孤立，会有兴趣参与其中。

在疾病的晚期，吞咽困难是失智症老人最常发生的饮食问题。有的老人在喝清水、饮料或清汤的时候，很容易被呛到；有的老人则会把食物含在嘴里，不知道要吞咽或已经无法吞咽。由于无法顺利进食，老人会出现营养不良、脱水、电解质不平衡、体重下降、易感染等一系列的身体问题，这些都是需要我们重点关注的。

（陈慧）

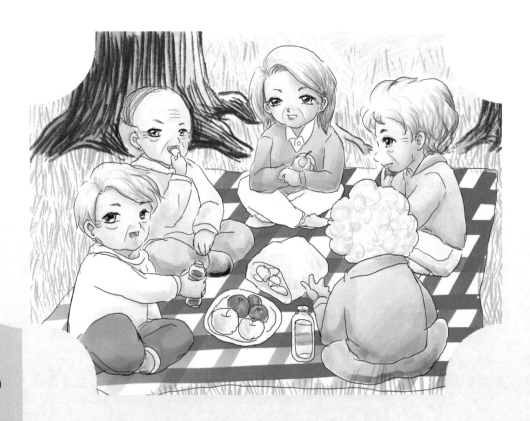

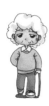

第八节　预防进食呛咳

在日常生活中，我们经常碰到老人家在吃饭或喝水时无故呛咳，更甚至咽口水时也会呛到，呛咳对老人家是件要命的事情，一定要足够重视。

1. 老年人进食易呛咳原因

（1）主要是因老化造成喉头位置降低，喉头往上升需要比较多的时间，当吞咽流速比较快的液体（例如水），呼吸道会来不及关闭，而造成呛咳。

（2）引起吞咽功能障碍的疾病主要有：脑梗塞、脑出血、脑外伤、帕金森病等等，这些疾病都可能造成患者进食困难。

（3）因年老体弱，肌肉力量降低等导致的吞咽困难。

2. 呛咳易引发窒息

老年人的喉肌松弛，吞咽时会厌不能完全封闭喉头，饭粒或汤水刺激气管，导致呛咳，特别是合并有中风后遗症、认知障碍症、缺牙等情况的老人，出现吞咽时呛咳的几率更高，如果反复呛咳可致肺部感染、窒息，甚至死亡。每年因呛咳引起的窒息而死亡，占猝死病因第六位，大家需要重视。

3. 如何预防饮食呛咳

不使用吸水管，因为吸水管饮水需要比较复杂的口腔功能，如果用杯子饮水，杯中的水至少保留半杯，因为水过少时患者需要低头饮水会增加误吸的危险。

4. 吞咽障碍的老年人进食的注意事项

（1）给予半坐卧位，呈30°～60°，不能坐起时可予健侧卧位。

（2）选择软质，半流或糊状的粘稠食物，少量多餐，每次进食量约300毫升。

（3）如有食物滞留于口，要用舌部将食物输送以利吞咽。提供充足的进餐时间，进食后保留半坐卧位30分钟。

5. 如何辨别老年人是否出现呛咳引起窒息

（1）进食时突然不能说话，并出现窒息的痛苦表情。

（2）患者用手按住颈部或胸部，并用手指口腔。

（3）出现剧烈咳嗽，咳嗽间歇。

（4）突然意识丧失，呼吸困难、紫绀，甚至昏迷。

6. 如何抢救呛咳引起的窒息

（1）立即停止喂食，马上送医院就诊。

（2）若情况危急，护理人员可行海姆立克急救法。

意识清醒的患者可采用立位或坐位，抢救者跪坐患者背后，双臂环抱患者，一手握拳，使掌指关节突出点顶住患者腹部正中线脐上部位，另一只手的手掌压在拳头上，连续快速向内向上推压冲击 6~10 次。

昏迷倒地的患者采用仰卧位，抢救者骑跨在患者髋部按上法推压冲击脐上部，这样冲击上腹部，等于突然增大了腹部的压力，可以抬高膈肌，使气道瞬间压力迅速加大，肺内空气被迫排出，可使阻塞气管的食物上移排出。

自救法，稍稍弯下腰去，靠在一固定的水平物体上（如桌子边缘、椅背、扶手栏杆等），以物体边缘压迫上腹部，快速向上冲击，直至异物排出。

（陈慧）

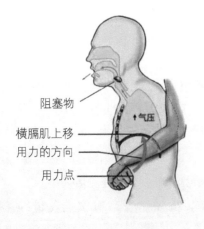

阻塞物
横膈肌上移
用力的方向
用力点
↑气压

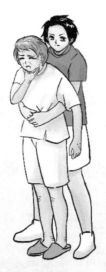

立位救助他人

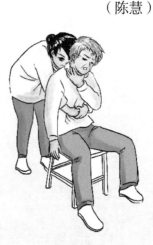

坐位救助他人

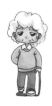

第九节 每天需要的营养要素

老年人的基础代谢与中年人相比大约降低 10% ~ 20%。由于基础代谢降低和体力活动减少，故每天所需的热能就会减少，60 岁以上减少 20% 左右，70 岁以上减少 30% 左右。热能的摄入量以可维持较理想的体重为宜，多食易使身体发胖，但也不应过度限食而导致营养不良。

老年人机体的合成与分解代谢失去平衡，合成代谢比分解代谢低，导致细胞功能下降，所以蛋白质对老年人的营养十分重要。由于肝肾功能和肠胃功能随年龄增加会有不同程度的降低，蛋白质的摄取量不宜过多，每天每千克体重摄取 1.2 克即可，如奶类、蛋类、鱼类、瘦肉和豆类为主要的蛋白质来源。

老年人对脂肪的消化功能下降，所以脂肪的摄入量不宜过多。膳食中的脂肪所产热能占总热能的 20% ~ 25% 为宜。应少吃胆固醇含量高的食品：蛋黄、动物内脏、鱼籽、奶油等。

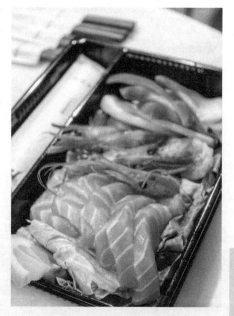

老年人糖耐量低，胰岛素分泌减少且对血糖的调节作用减弱，易出现血糖增高现象，应多吃豆类、蔬菜、水果、粗粮，以得到足够的膳食纤维。

年龄越大，对钙的吸收率越低，老年人应多食含钙量高的食物：乳制品、豆制品、虾皮等。

铁的摄入也需充足。老年人对铁的吸收利用能力下降，造血功能下降，血红蛋白含量减少，因此易出现缺铁性贫

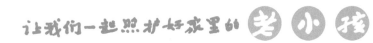
血。造成贫血的原因除铁摄入量不足外，还可能与蛋白质合成降低、维生素 B_{12}、维生素 B_6 及叶酸等不足有关。我国推荐老年人每日铁的膳食供给量为 12 毫克。老年人应补充足够的钙和硒。钙可防止骨质疏松症，成人每日钙的补充量为 800 毫克，硒是重要的抗氧化剂，且有保护心血管、维护心肌健康的作用，还有保护视觉器以及抗肿瘤的作用。

老年人每天需供给足够的维生素。人体衰老与免疫功能下降和自由基反应增强、过氧化物增多有一定的联系，而多种维生素与之有拮抗作用。维生素 A 能促进免疫耐受性、淋巴器官增生及增强自然免疫活力。维生素 D 可促进正常粒细胞渗导分化，增加巨噬细胞及 T 细胞的作用，并可防止骨质疏松症。维生素 E 是自由基清除剂，机体组织中维生素 E 可随年龄的增长而下降，导致抗氧化能力下降，引起衰老。充足的维生素 C 可防止老年血管硬化，促使胆固醇排出体外，增强机体抵抗力，在机体的体液免疫和细胞免疫均有重要作用。

（陈慧 张莺）

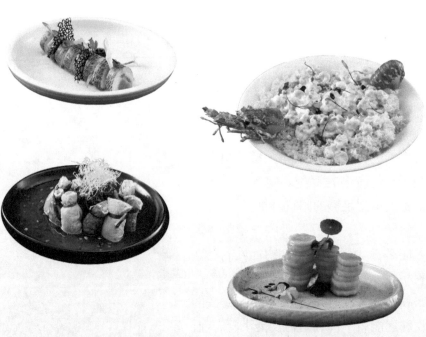

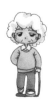

第十节　帮助牙口不便的老人进食

年纪大了，牙齿保护不当，容易掉落，因此吃的菜肴宜做得软糯点，怎样才能将家常菜做成适合老人呢？

（1）把胡萝卜削薄

想要胡萝卜快点变软、变熟，不要用刀切丝，可以使用削皮刀，削成长长的薄片，这样会比较好嚼。

（2）将豆芽菜折断

摘除豆芽菜的须根后会更方便进食，如果还是太长，可以将豆芽菜折成两段。

（3）叶菜撕成小片或卷起来

生菜等青菜是薄薄的很大一片，对老人来说不太容易入口。撕成小片或卷起来切成一口大小比较容易吃。

（4）在大虾上划几刀

对年轻人来说，虾肉弹牙的口感非常好，但对老人来说就有点吃力了，在虾身上划几刀，嚼起来就会容易许多。

（5）把肉的纤维切断

切肉前拿刀背在肉的表面捶打几下，以切断肉纤维，后再斜切肉块，会比较容易入口。

（6）将面条剪成小段

直接吃较长的面条，不易入口，可以提前剪成小段再烹煮。

（7）煮肉前撒一层面粉

涂抹一层薄薄的面粉在肉或鱼上，加热后表面会比较滑嫩。

（8）金针菇帮助吞咽

可以把金针菇和其他菜一起炒。金针菇的滑溜口感具有帮助其他食物一起吞咽的效果，容易入口，增加食物的份量却几乎不加热量。老人饮食上

需要注意的事项：

（1）注意补充维生素

首先，多吃些富含维生素的食物，如新鲜蔬菜、红枣、橘子、山楂、粗米面等，维持组织器官的正常结构与功能。牙齿不好的老人在吃水果的时候一般喜欢吃香蕉、橘子、葡萄等水果，像梨、苹果这些稍硬的水果就不方便食用，硬一些的水果我们可以用料理机将其打碎成饮品。北方的白菜味道好还有清热解毒的功效，老年人也可以食用，将白菜的嫩叶部分用来烹调，很易于消化，或是将嫩白菜蒸熟也很好吃，清甜爽口。

（2）每天摄入一定量蛋白质

每天摄入一定数量的蛋白质。男性75克、女性65克为宜，注意选择那些易于咀嚼和消化的蛋白质食品，如乳类、蛋类、肉汤、鱼等，促进体内分解代谢，提高口腔支持组织的耐力。常吃豆制品既增加了营养，补了钙，又易于食用，但这里指的是豆腐，像干豆腐、豆腐皮一类的就不行，因为不易碎，不如豆腐易消化。老年人宜多吃鱼，对身体有好处，但是要挑出鱼刺。偶尔家中菜品不适合老人吃的时候，可以蒸上一个蛋，或炒个蛋都可以。嫩嫩的鸡胸肉或酱的鸭肉也适合老人吃，但是肉类一般需要切碎一些、嫩一些。

（3）加强铁质和钙质的吸收

多吃含铁量较高的绿色菜、海带、芝麻酱等，可增加血液中的血红蛋白，改善老年人常见的贫血症状。多饮用牛奶、豆浆、排骨汤，服用一定数量的维生素D或鱼肝油，可补充人体所需的钙质，避免骨骼脱钙、骨质疏松等症状。

（4）适当减少饮食热量

需要注意的是，老年人基础代谢比青壮年时期降低了10%～15%，需适当减少摄入热量，以免身体超重，给心脏造成负担。脂肪高的食物热量也高，体重50千克以下的老人，每天的脂肪食用量不能超过50克，且应当尽量食用芝麻油、花生油、玉米油等植物油。而高糖食物也要少碰为妙，尤其是富含果糖的食品，果糖在体内容易转变为甘油三酯，引起动脉粥样硬化。

（5）多食用营养又容易咀嚼的食物

没牙的老人家应该食用易于咀嚼和利于消化并富有营养的食品，可多食肉汤、乳类制品、鸡蛋、软鱼和水果等。这样不仅可以让老人轻松进食，又不会因为缺失牙齿的原因让老人摄入的营养成分不够，造成营养不良。老人牙齿不好的话，主食上一般要多吃粥，糯糯的，配上馒头或小面包等易消化的面食，粥里也可以加些蔬菜或碎肉。少吃油炸的面食，这类食物即使浸泡在菜中或粥品中也不太软，不适合老人吃。如果老年人的吞咽及咀嚼已经有一些障碍，在吸面条时常常会噎到。可以将面条卷成一小团送入口中，或者将面条剪成小段后煮烂，预防进食中的呛咳。

（6）细嚼慢咽

老年人吸收能力不好，吃饭更应该细嚼慢咽。可是老人没牙怎么办呢？失牙老人应尽可能地补牙、镶牙和装上假牙，以改善口腔咀嚼功能。在吃饭时要多咀嚼以增加唾液，唾液有增加味觉的功效，可促进消化。

（陈慧）

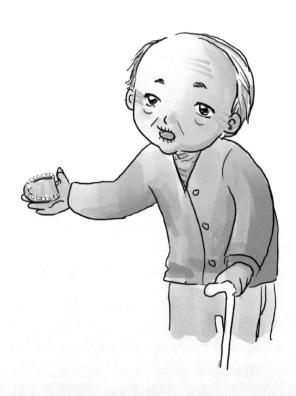

第十一节　帮助卧床老人进食

　　卧床老人进食的自然姿势是前倾位，这是因为若想顺利吞咽食物，就必然采取前倾姿势。尽可能不要给卧床不起的老人躺着喂饭，可以先试着让老人坐在轮椅上进食。如果移动困难，也可以让老人双足下垂坐在床沿吃饭。保持稳定坐姿的要点是：上身前倾，双足跟必须着地。老人使用的桌椅（床）与使用者的身高相匹配也很重要。另外，疲劳会增加误吸的危险，进食前应注意休息，静卧 1~2 小时，进食后为避免食物反流，应保持坐姿 0.5~1 小时。同时要注意食物的形状，一般采用半流质、软食、糊状或胶冻状的黏稠食物，食物要软，有适当的粘性，不易松散，这样通过咽部时不易残留且容易变形。要注意每次的摄入量，即一口量，一口量过多食物会滞留于咽部而导致误吸，或从口中溢出，一口量过少又难于诱发吞咽反射。

　　长期卧床的老人应多吃些富含钙与维生素 A 的食物，如肝脏、胡萝卜、鱼类、乳类、蛋类、豆类、绿叶蔬菜等以满足机体的需要。

　　长期卧床病人易便秘，应注意尽量多吃些蔬菜瓜果和粗粮以增加膳食纤维的摄入，促进肠蠕动。每日饮水量要充足，食物水加上饮水每日一般应在 1000~2000 毫升才能保证身体需要，不要怕老人大小便麻烦而限制老人的食量和饮水量。烹调时要采用少油、清淡、易消化的低盐方法，少用或不用油炸方式，脂肪过多易引起吸收不良，造成腹泻。尽量采用软饭等半流质食物，以少量多餐为好。

　　长期卧床的老人饮食注意事项：

　　（1）长期的卧床有可能会导致肺部感染以及深静脉的血栓。饮食上应尽量清淡，同时避免刺激性的食物。

　　（2）老人长期卧床，活动量小，肠蠕动减少，很容易引起便秘。所以在补充营养的同时，要注意粗纤维食物的补充，多吃芹菜、韭菜类纤维素高的食物。

（3）长期卧床的老人，首先应重视老年人水分的摄取。由于老年人感觉较迟钝，对体内缺水的自我感觉不灵敏，体内缺水时不易感到口渴，即使感到口干也往往认为是津液不足。常遇到一些老人，为了避免麻烦而有意减少饮水量，尤其是夜间更因怕起夜影响睡眠而不敢喝水，如此一来，老人会因为消耗水量大而饮水不足，导致血液浓缩，使血液黏稠度升高、循环阻力增加，有可能诱发心脑血管疾病。

（4）对卧床不能自理者做好床上喂饭工作，护理者喂饭前要洗净双手，病人最好采取坐位或半坐位，对俯卧或平卧者应使其头部转向一侧，以免食物呛入气管。

（5）喂饭宜慢，喂汤时忌从嘴正中直接倒入，宜从唇边缓缓放入。

（6）不能进食，需要经胃管鼻饲的老人需严格按照鼻饲流程进行，严格计算每日营养液、食物匀浆、水的入量。

（7）对于消化吸收功能较差的老人可根据医嘱，给予营养泵持续泵入胃肠营养液。

（8）卧床的老人在就餐后一定要漱口，病重或吞咽有困难的老人（中风、脑瘫）等，因疾病或其他原因自己不能漱口的老人，家人每日需 2~3 次为其做口腔清洁，预防细菌滋生。

（陈慧）

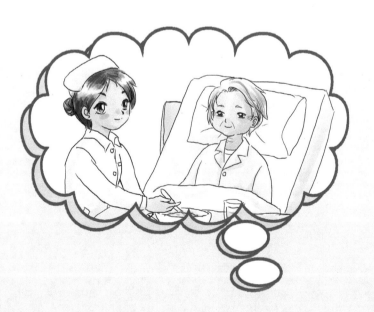

第三章

正常排泄

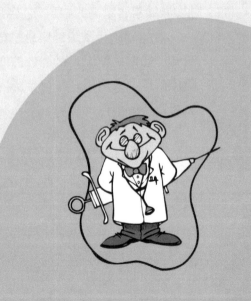

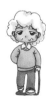

第一节　判断排便是否正常

无论是老年人还是中年人，每天解便 1~2 次是最好的，且一次排便时间不宜超过 10 分钟。老年人因其进食量和种类的不同以及其身体状态的不同，其排便量也不相同。老年人的消化系统功能减退，食物会在体内停留较长时间进行消化吸收，在排便时间、间隔、次数上都会稍延长。俗话说："金黄色的香蕉便就是健康的大便。"因为健康的大便通常能够很润滑地从肛门排泄出，形似香蕉，感觉顺畅，没有残留便意。然而，事实上许多人的大便都不是金黄色的，它的颜色取决于摄入的食物种类。就饮食而言，如果碳水化合物含量丰富的食物（如玉米、稻米、薯类等）吃多了，大便多呈黄色，而蛋白质含量丰富的食物（如奶类、禽畜类肉、蛋类等食物）吃多了，大便多呈褐色。一般来说，黄色和褐色的大便都是健康的。而如果吃绿色蔬菜多了，叶绿素含量高，大便颜色会稍偏绿色。健康情况下大便应为圆柱形、较软。

身体健康与肠道健康息息相关，而肠道健康又与大便的情况密切相关。想知道肠内的情况，最有效的方法，就是观测排出的大便，以此了解我们的健康状况。大便是"来自于肠内的书信"。根据大便的颜色、形状和味道，就可以了解体内的状况。下面我们将教大家如何辨别正常和异常大便。

从大便形状来判断：

①香蕉状：如果每天排出这样的大便，说明您的肠道非常健康。

②块状：常感排便吃力，这说明大便中水分含量少。肠道运动不太舒畅，这样的大便极易成为各种疾病的根源。

③泥状：这表示肠内已经积满了宿便，肠道运动受到了极大的阻碍，长期下去有可能营养不良，进而导致多种疾病。

④水状：这种大便是非常危险的信号，它通常是一些恶性疾病的征兆，肠道运动几乎停滞，食物和水未加消化就排泄出来。

⑤半链状：大便中水分多，说明肠不能充分吸收水分，对营养物质也不能很好的吸收。以上这些若是偶尔一次也不用过分紧张，调整一下自己的饮食，再看看大便的状态。

从大便颜色和便中物质来判断：

①如果大便颜色正常，则呈现黄色，这是胃肠道健康的表现。

②大便呈黑色或深褐色，这是一种警讯，但不必慌张去医院，只要注意健康饮食，便可呈现黄色。可如果排出来的大便比平常还黑，或呈现暗红色，就必须特别注意，这有可能是胃或肠道上部出血或服用铁剂药物所致。

③大便有脓血，伴有下腹疼痛，可能需要到医院检查了。

④便血鲜红，肛门疼痛，多为肛裂、痔疮。

⑤大便灰白色，可能提示胆道梗阻、胆汁淤积等方面的疾病。

从大便气味来判断：

"大便是臭的"，这是几千年来人们根深蒂固的概念，但科学分析表明，大便不应该是臭的。健康的大便没有太明显的恶臭，而便秘患者或喜食肉类的朋友们的大便却散发着恶臭，这是肠道内的有害菌分解食物后散发出的臭气。另外，便秘患者由于粪便在肠道内滞留时间过长，异常发酵，腐败后会

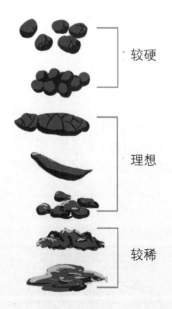

较硬

理想

较稀

产生大量对人体有害的毒素。因此，当人们出现痔疮、脸部色素沉着、肛肠疾病这些健康问题时，通常是因便秘所致。如果排出的大便充满恶臭的话，说明肠内的腐败已经很严重，这必然会严重影响我们的健康。一般来说人的年纪越大，肠道运动就越来越慢，越容易发生便秘等疾病，同时大便也越来越臭。人的老化是从肠道开始的，而排出臭便就是肠道老化的最有力的证据。大便有时还会发出奇怪的气味，这往往是肠道发生病变的预示，必须引起重视。比如大便发出刺鼻的酸味，就有可能是肠内异常发酵（即所谓发酵性消化不良）引起的，此时，拉出的稀便呈黄色。所以，颜色和气味都必须仔细观察。此外，如果拉出的腹泻便有一股烧焦味，有可能是小肠机能减低引起的消化不良，带有腥味儿的柏油状大便，表示消化道有出血的状况。

（仲征 严琳）

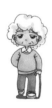

第二节 预防便秘

便秘的主要表现是排便次数减少和排便困难，许多患者的排便次数每周少于 3 次，更有甚者 10 天才排便一次。有的患者表现为排便困难，排便时间可长达 30 分钟以上，或每日排便多次，但排出困难，粪便硬结如羊粪状，且数量很少。此外，患者可伴有腹胀、食欲缺乏，以及服用泻药不当引起排便前腹痛等。体检左下腹有存粪的肠袢，肛诊有粪块。便秘的原因包括：

1. 与年龄有关

老年人便秘的患病率较青壮年明显增高，主要是由于随着年龄增加，老年人的食量和体力活动明显减少，胃肠道分泌消化液减少，肠管的张力和蠕动减弱，腹腔及盆底肌肉乏力，肛门内外括约肌减弱，胃结肠反射减弱，直肠敏感性下降，使食物在肠内停留过久，过度吸收水分引起便秘。此外，高龄老人常因老年性痴呆或抑郁症而失去排便反射，引起便秘。

2. 不良生活习惯

（1）饮食因素：老年人牙齿脱落，喜吃低渣精细的食物，或少数老人图方便省事，饮食简单，缺粗纤维，使粪便体积缩小，黏滞度增加，在肠内运动减慢，水分过度吸收而致便秘。此外，老年人由于进食少，食物含热量低，胃肠通过时间减慢，亦可引起便秘。有报道显示，胃结肠反射与进食的量有关，1000 卡膳食可刺激结肠运动，350 卡则无此作用。脂肪是刺激反射的主要食物，蛋白质则无此作用。

（2）排便习惯：有些老年人没有养成定时排便的习惯，常常忽视正常的便意，致使排便反射受到抑制而引起便秘。

（3）活动减少：老年人由于某些疾病和肥胖因素，致使活动减少，特别是因病卧床或坐轮椅的老人，因缺少运动性刺激以推动粪便的运动，常常易患便秘。

3. 精神心理因素

患抑郁、焦虑、强迫症等心理障碍者易出现便秘。

4. 肠道病变

肠道的病变有炎症性肠病、肿瘤、疝、直肠脱垂等，此类病变导致功能性肠梗阻引起排便障碍。

5. 全身性病变

患糖尿病、尿毒症、脑血管意外、帕金森病等，患者容易出现便秘。

6. 医源性（滥用泻药）

由于长期使用泻剂，尤其是刺激性泻剂，造成肠道黏膜神经的损害，降低肠道肌肉张力，导致严重便秘。此外，引起便秘的其他药物还有如鸦片类镇痛药、抗胆碱类药、抗抑郁药、钙离子拮抗剂、利尿剂等。

我们应该如何预防便秘：坚持参加适当的体育锻炼，有意培养良好的排便习惯，合理饮食，注意补充膳食纤维。含膳食纤维较多的食物是麦麸、水果、蔬菜、燕麦、玉米、大豆、果胶等。此外，应积极治疗全身性及肛周疾病，防止或避免使用引起便秘的药品，培养良好的心理状态，均有利于便秘防治。

1. 坚持参加锻炼

对 60 岁以上老年人的调查表明，因年老体弱极少行走者便秘的发生率占 15.4%，而坚持锻炼者便秘的发生率为 0.21%，因此鼓励老人参加力所能及的运动，如走路、散步或每日双手按摩腹部肌肉数次，以增强胃肠蠕动能力。对长期卧床老人应勤翻身，并进行环形按摩腹部或热敷。

2. 培养良好的排便习惯

进行健康教育，帮助老人建立正常的排便行为。可练习每晨排便一次，即使无便意，亦可尝试，以形成条件反射。同时，要营造安静、舒适的环境及选择坐式便器。

3. 合理饮食

老年人应多吃含粗纤维的粮食和蔬菜、瓜果、豆类食物，多饮水，每日至少饮水 1500 毫升，尤其是每日晨起或饭前饮一杯温开水，可有效预防便秘。此外，应食用一些具有润肠通便作用的食物，如黑芝麻、蜂蜜、香蕉等。

4. 其他

防止或避免使用引起便秘的药品，不滥用泻药，积极治疗全身性及肛周疾病，调整心理状态，良好的心理状态有助于建立正常排便反射。

（仲征 严琳）

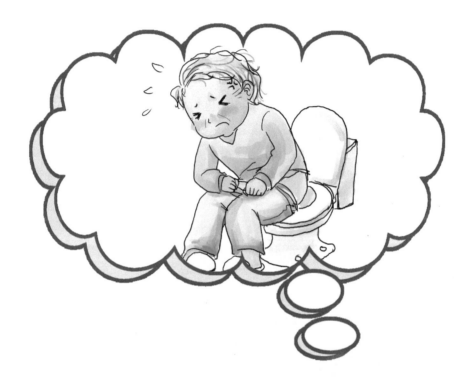

第三节　合理使用通便药

老年慢性便秘是由多种病因引起的常见症状。目前，对于慢性便秘患者的治疗，一方面要通过对患者加强有关肠道管理的教育，使其改变饮食和生活方式，另一方面，要针对便秘的类型进行药物和非药物治疗。然而，目前滥用泻药现象很普遍，不但给患者造成诸多不良反应，而且增加了社会支出和不必要的资源浪费。因此，对老年慢性便秘的合理用药要给予足够的重视。下面就治疗慢性便秘的六种通便药物的药效学和安全性进行讨论和评价。

1. 容积性通便剂

常用的有纤维素类制剂、小麦麸皮等。这类药物多来源于植物，含有纤维素或其衍生物，具有较强的亲水性和吸水膨胀等特点。作用机理一方面是通过吸水后增加容积，来增强粪便对肠道感受器的刺激、增强肠蠕动实现；另一方面该类药物有增强导泻的作用，通过药物抵达结肠后被肠道内细菌酵解，增加肠内渗透压和阻止肠内水分被吸收，使大便松软后排出。服用时注意多饮水，肠道狭窄者应慎用。但应注意的是，有研究发现部分患者使用该类制剂后出现了过敏反应。

2. 渗透性通便剂

主要有盐类和糖类渗透性泻药。这类药物在肠道内很难吸收或吸收缓慢，故在肠腔内维持高渗透压。口服盐类渗透性泻药后，肠内形成高渗环境，使水分向肠腔内移动，以增加粪便水分，从而软化大便。盐类渗透性泻剂过量或反复服用盐类泻剂，会引起高镁血症、高钠血症以及高磷血症，所以临床上一般仅用于肠道检查前的清肠准备。糖类渗透性泻药中乳果糖是人工合成的双糖，在胃和小肠内不被分解和吸收，但是药物到达结肠后，它可通过发挥其渗透作用使水和电解质保留在肠腔内，并在大肠内被肠道正常菌群分解为乳酸和乙酸，从而又使肠腔内渗透压进一步提高，使粪便进一步排出。由于乳果糖有利于氨和其他含氮物质排出，因此，特别适用于肝功能失代偿便秘患者，对预防肝性脑病有积极作用。但是乳糖可被大肠菌群分解产生气体，引起腹痛、腹胀不适。聚乙二醇（PEG）是由氧化乙烯聚合而成的长链高分子聚合物，由于其氢键之间能携带水分，因此能增加粪便内液体含量，起到软化粪便的作用。但是它不被酶分解或细菌分解，因此不改变肠道内 pH 值。目前临床上主要有福松等，与乳果糖、山梨醇等相比较少引起腹胀和腹痛。并且聚乙二醇不含糖，特别适用于糖尿病患者。

3. 刺激性通便剂

本类药物对小肠功能影响较小，主要作用于大肠，药物在与黏膜直接接触后，可使黏膜通透性增加，利于电解质和水向肠腔渗透，从而使肠内液体增加，引起导泻。因本类药物对肠道活动的影响有兴奋和抑制作用，同时，本类药物对肠黏膜中水分和电解质吸收也有原发性影响，故称为接触性泻药。本类药物包括蒽醌类和二苯甲烷类，蒽醌类如大黄、番泻叶和芦荟等植物性泻药；二苯甲烷类，如酚酞（果导片）。这类药物作用强且迅速，因此比较受老年人喜欢。其作用原理是这些药物本身或其代谢物刺激肠壁内神经元导致肠蠕动增加，使肠内容物迅速向远端推进，从而促使粪便排出。

由于部分药物中含有称之为蒽醌的化学成分，长期使用后，在结肠黏膜下有黑色素沉着，容易引起结肠黑色病变，因此，不主张将其作为治疗慢性便秘的常用药物，临床上常用于肠道检查前的清肠准备。

4. 润滑性通便药

润滑性泻药又称为大便软化剂，主要起润滑作用，有利于排便。常用的有甘油、液体石蜡等，这类药物大都是无机矿物油，能够使肠道水分阻止吸收，同时使肠壁润滑，有利于粪便排出，如液体石蜡有软化粪便作用，甘油有润滑肠壁的作用。甘油制剂如开塞露对出口梗阻性便秘有效。但长期使用这类药物会影响脂溶性维生素的吸收，从而导致脂溶性维生素的缺乏，继而影响胡萝卜素、钙、磷吸收。

5. 促肠动力药

主要对慢传输型便秘有效。其中 5-HT4 受体激动剂，如莫沙必利是目前对慢传输型便秘较常用的药物。

6. 微生态制剂

主要含有双歧杆菌、乳酸杆菌等肠道益生菌的制剂，可降低肠腔内的

pH 值，促进肠蠕动，减少肠道内有害物质的吸收，改变肠道微生态环境，长期正常剂量服用是较安全的。该类药物对于生活习惯不良，较少摄入纤维素食物所致的便秘有效。

总之，根据我国的慢性便秘的治疗指南，对任何便秘患者，不应过于依赖导泻剂，而应从调节饮食着手，多食用含植物性纤维素的食品，养成良好的排便习惯。有条件者还可采用生物反馈治疗，目的是增加肠道的蠕动功能，有利于粪便的运转。必须使用泻药时，应根据各种药物的特点，合理选用。

（仲征 严琳）

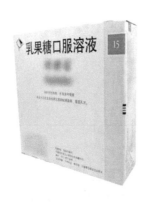

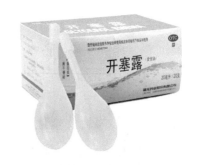

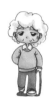

第四节 改善便秘

很多老年人的便秘症状非常严重，这严重影响着老年人的健康。便秘如果得不到很好的改善的话就会引发其他的疾病甚至危及生命，其实便秘是可以通过饮食来调理的，那么，便秘食疗方有哪些呢？下面就一起来学习一下吧。

饮食治疗原则首先应该选用富含粗纤维的食物，如粗粮、蔬菜、水果等。粗纤维可增加食物残渣，刺激肠壁，促进肠道蠕动，使粪便易于排出。

多吃产气的食物，如豆类、薯类、马铃薯、萝卜、洋葱、豆芽、韭菜等食物，可刺激肠蠕动，缩短食物通过肠道的时间，促进排便。吃一些富含维生素 B 的食物，如谷类、豆类、花生、坚果、瘦肉、内脏等食物，可促进肠蠕动，帮助排便。

（1）常进多渣饮食，含渣量高即含食物纤维量多的食物。食物纤维在肠道内不能被消化吸收，但可吸收大量水分使大便容量显著增加，从而刺激肠道蠕动，将粪便向下推送，引起便意，帮助排便。多渣食物有芹菜、韭菜、豆芽、竹笋、大白菜、卷心菜、白薯等。

（2）每天要有充足的饮水量，至少应该为 8~10 杯的水量，食物纤维水解和膨胀需要水分，凉开水有刺激结肠蠕动的作用，每日定时如厕前 10 到 20 分钟喝一杯温凉开水可引起便意。晨起饮一杯温开水，能刺激肠蠕动，起到软化粪便的作用。

（3）适当增加脂肪摄入量，芝麻油、花生油、玉米油、菜籽油、豆油等植物油，不仅有润肠的作用，还可以分解产生脂肪酸，有刺激肠蠕动的作用，利于排便。

（4）少食辛香类及刺激性食品，忌用强烈调味品及饮料，如辣椒、芥末、胡椒、浓茶、咖啡等食品。少食热性水果，如荔枝、芒果、榴莲、木瓜等等

（5）多选用润肠通便的食物，如蜂蜜、香蕉、芝麻、核桃、酸牛奶等食物，使粪便变软，便于排泄。

（6）浓茶及苹果等含鞣酸较多有收敛作用，可致便秘，最好尽量少食。便秘食疗方有很多，在这里介绍几种做法简便又有通便疗效，且适合老年人的营养粥，比如：燕麦芝麻粥、红薯黑枣粥、南瓜藜麦粥、淮山蜂蜜粥等等。有便秘的老人可以去试试上述食疗方法，通过饮食调理身体，缓解便秘症状，更有利于身体的健康。

除了进行饮食调理外，还应配合养成定时入厕的习惯，定时有意识地做提肛的锻炼及下腹部按摩的方式以利于诱导排便。适当锻炼，根据年龄和健康状况做一些力所能及的活动，如散步、做操、打太极拳等。这些都有助于使老年人养成良好的排便习惯，减少便秘的发生。

（仲征 吴婷婷）

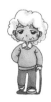

第五节　人工肛门的家庭护理

当疾病侵袭到我们的身体，经过医生的科学评估，不得不进行 Miles 手术，也就是经腹会阴联合直肠癌根治手术，并在腹壁做永久性人工肛门。此项手术方式可以彻底切除肿瘤，愈后较好。

当患者经历了麻醉关、手术关、感染关继而进入康复阶段。经过医护人员的精心治疗及护理，患者生命体征平稳，伤口愈合良好，左下腹造口黏膜血供良好，表现为造口部位黏膜颜色红润，质地柔软，稍突出腹部表面，造口周围皮肤清洁干燥，无粪渍，无皮肤红、肿、破损等表现，即可考虑出院。

面对带着人工肛门出院的老年患者，医护人员必须对患者及其家属或常年陪伴身旁的照护者进行针对性的康复知识的教育与指导。出院指导的内容包括休息、活动、锻炼、饮食、用药、门诊随访等。但是对于这样的患者将重点做好心理护理及人工肛门的家庭照护方面的指导，这两方面是十分重要的，也是非常有必要的，它将直接影响到患者整个身心康复的过程。

首先，对患者及其家属进行有效的心理疏导，可因人而异，鼓励患者主动表达出自己的感受，认真倾听，并推心置腹地交谈，让患者感受到自己被重视、被关爱、被理解、被接纳，从而放下心中的包袱，勇敢地面对未来的生活，像患病前一样重新融入社会，积极学习新技能，了解新知识，提高康复速度，树立对疾病治愈的信心。

其次，要教会患者本人及照护者进行人工肛门的日常家庭照护。当您和家人都能正视永久性人工肛门的存在时，那么请妥善照管好您的人工肛门。

（1）了解自己的人工肛门的位置，大小，整个结肠造口的状态，及其周围皮肤的表现。生活能够自理者，可以每日面对着镜子进行清洗、擦拭、保护、更换。刚开始会感觉比较困难，经过反复多次的练习后，您会熟练并习惯，护理人工肛门就与平时洗脸刷牙一样轻松自如。

（2）学会更换造口袋是关键技能。造口袋更换应遵循 ABC 原则：

A. 佩戴：正确佩戴造口袋，确认造口底盘紧密粘贴，防止排泄物渗漏引起皮肤发炎、破溃等。

步骤：

①保证粘贴造口袋处的皮肤清洁、干爽、完好。

②清水清洁皮肤，避免使用含有酒精成分的护理用品。

③造口底盘中心孔的剪裁要与造口的尺寸和形状相匹配。

④常规使用保护造口周围皮肤的相关产品。

B. 揭除：有规律地更换造口袋，轻柔揭除底盘，减少牵拉，保护皮肤免受刺激和伤害。

C. 检查：检查底盘背面黏腹是否被腐蚀，有无排泄物残留（正常情况底盘应清洁完整）。检查造口周围皮肤有无红肿、破损等表现。（正常情况皮肤应与对侧腹部皮肤颜色一致，且无损伤）。

造口周围皮肤问题直接影响造口袋的佩戴使用，若肠道排泄物渗漏持续发生，刺激到周围皮肤，会引起不同程度的皮肤问题，严重的甚至会影响到您的生活质量，所以造口周围皮肤也需要被关爱。

（3）家庭日常生活指导

①饮食：一般情况下无特殊禁忌，食物应多样化，营养均衡，宜清淡、细软易消化，进食需慢慢咀嚼，适量饮水，充分感受食物的美味，同时有些食物需减少摄入：易产气且气味较重的食物，如豆类、蛋、萝卜、土豆、白薯、板栗、洋葱、卷心菜、瓜果类、洋葱、大蒜、碳酸饮料、油炸食物等，规律的饮食习惯和适合自己的食谱是更有益于自身康复的一种生活方式。

②穿衣：衣着应以全棉质地为主，宜舒适、柔软、干净、宽松，避免压迫或摩擦到造口及其周围皮肤衣物，应勤更换、勤清洗、勤晾晒。

③洗浴：洗澡尽可能选择淋浴方式，可以带或不带造口袋，正常暴露在空气中是不会损伤造口的。用清水清洗造口周围皮肤即可，若带着造口袋洗浴，应避免强水流冲击造口，洗澡后再更换新的造口袋。

④造口袋的处置：当造口袋内排泄物达到 1/2~2/3 满时，应及时排空或更换，更换下来的造口袋切勿丢进马桶，以免造成堵塞，当大便成形且质地偏干时，造口袋也可清洁后重新使用。

⑤ 护理产品的选择及储存：选择适合自己的造口袋及其护理产品，使您的生活变得更加轻松、舒适。护理产品储存于干爽室温环境为宜，避免阳光直射，避免受压受潮，注意产品有效期，避免存放过多。

最后，让患者多了解、学习造口自我护理方面的知识，并主动完成自我护理的操作，在不断地练习中找到符合自身的更便捷、更舒适的护理方式。必要时可来院随访造口护理专科门诊进行咨询，您将得到最新、最专业的资讯和专科指导，帮您解决困难。

（仲征）

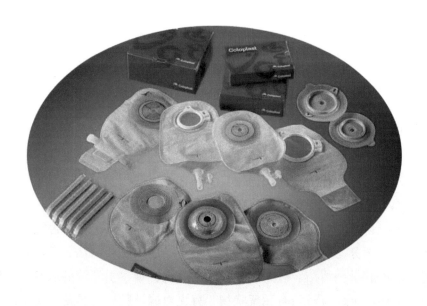

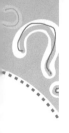

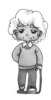

第六节 膀胱造瘘的家庭护理

由于疾病，一些患者不得不在膀胱内暂时性或永久性留置一根引流管，用以尿路改道。当病人的情况已符合行膀胱造瘘术的指征时，医生会按照无菌操作原则，在患者耻骨联合上方一横指处进行膀胱穿刺，当能抽出尿液后，在此部位做 1 厘米长的皮肤切口，随后拔出穿刺针，更换套管针，确定在膀胱内，再用相应管径的引流管从套管内插入膀胱，最后退出套针，将引流管放置在膀胱内，用丝线将引流管固定在皮肤上。这根引流管就称之为膀胱造瘘管。主要目的是为了消除长期存在的尿路梗阻对上尿路的不利影响，或下尿路手术后确保尿路的愈合等。

当患者需要带管出院时，我们必须教会患者和家属做好膀胱造瘘管的家庭护理。对于老年患者，首先对患者和家属做好心理疏导，让他们能够真正地接受和重视这根导管的存在和导管的护理，倾听患者和家属的顾虑，给予针对性的指导和相关护理知识的实践操作的讲解。

那么，膀胱造瘘管应该怎么护理呢？

①观察：经常观察造瘘管的位置，皮肤上固定的缝线是否完好；观察造瘘管口有无分泌物，有无渗血渗液，覆盖的纱布是否清洁、干燥；观察造瘘管周围皮肤是否清洁、有无破损等异常表现；观察引流液的颜色（尿液的颜色）、性质（引流管内有无絮状物、有无血尿及脓尿等异常情况）；引流量（应保证正常的尿量）。有异常情况都应及时就医。

②固定：膀胱造瘘管应妥善固定，防止扭曲、折叠、受压、脱出等。变换体位后应及时调整引流管的位置，保证引流管通畅，集尿袋固定妥善，固定位置不可高于耻骨联合的位置（也就是膀胱区的位置），以防尿路感染，尿液达到集尿袋 2/3 满应及时倒出尿液。能自行活动者可将集尿袋排空后，放入一侧裤腿内，并且两道固定妥善即可。

③造瘘口清洁干燥时（无分泌物或无渗血渗液等）可无需每日消毒擦拭，当造瘘口的纱布经常会被渗出物污染时，应备好消毒棉签、消毒液进行擦拭，消毒范围以造瘘口为圆心，自内向外擦拭 15 厘米，不可来回重复擦拭，同时，还需消毒引流管，方向自造瘘口向远端进行擦拭，也不可来回重复。覆盖的无菌纱布应先沿中线剪一"Y"型，以利于包裹住导管，再用胶布粘帖固定。注意：使用过的棉签不能重复使用，不能重复蘸取消毒液，取用后的棉签需封好，消毒液需盖紧，并写上开瓶日期，有效期为一周，一周后请弃用。

④ 按集尿袋的种类不同，一般的集尿袋应一周更换 2 次，有些品种的集尿袋可以一周更换 1 次，购买时可以咨询相关人员。根据病人尿液的情况，亦可以按需或每日更换。更换时应注意无菌操作原则和手法。

⑤教会患者、家属及照护者更换引流袋的方法，必须严格无菌操作，用血管钳先夹闭导管，继而用酒精棉球或酒精纱布擦拭消毒导管与引流袋的接口处，擦拭顺序：a. 接口处向导管方向；b. 接口处向引流管方向；c. 接口处螺旋擦拭；d. 接口处用酒精棉球或纱布包裹后将引流袋拔出并更换。（注：操作前后需洗手，每个步骤擦拭消毒一次后将用物弃去。）

⑥对于年老体弱，长期卧床的病人应至少 2~3 小时更换体位一次，做到勤翻身，以防尿液沉淀物形成过多，堵塞导管及引起尿路感染等。

根据每个病人的情况，平日应鼓励患者适量饮水，饮水量尽可能与其自身的情况和消耗量保持平衡，起到冲洗膀胱等整个尿路的作用，以避免小血块、小结石及感染等发生。

（仲征）

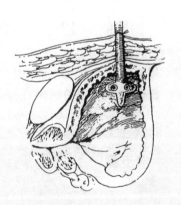
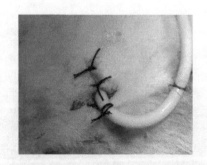

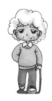

第七节　长期留置导尿的家庭护理

对于需要长时间留置导尿管的老年患者首先应该给予患者及其家属或照护者进行留置导尿管护理相关知识的指导。

①留置的导尿管应该 2~4 周更换一次，必须到医院由专科医生在严格无菌操作下进行，选择材质合格，对尿路刺激小、型号合适的导尿管。

②导尿管接集尿袋，应保持导尿管的通畅，防止导管扭曲受压或折叠；经常观察尿液的色、质、量，可以做好记录。患者下床活动时注意集尿袋的高度不宜超过耻骨联合的水平，并妥善固定导尿管及集尿袋，避免集尿袋落地。定期更换集尿袋（一般每周一次），每日两次做好导尿管清洁护理可以到医院配生理盐水和纱布进行擦洗，亦可自备清洁的小毛巾供导尿管护理专用，并且需常清洗、消毒、晾晒、更换，防止尿路感染。

③在做护理的同时应观察尿道口、会阴部及腹股沟处的皮肤情况，应保持清洁、干燥、完整、无异味。

④鼓励老年人适量饮水，增加尿液对尿路的冲洗作用，减少尿路感染、结石的发生率，间歇夹闭和开放引流管锻炼逼尿肌功能，每 3~4 小时开放一次，可预防膀胱萎缩，定期更换导尿管，以防止导尿管堵塞或与组织黏连。

（仲征　顾琳宇）

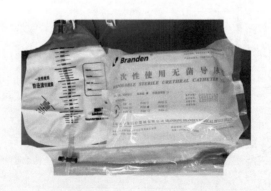

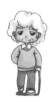

第八节　排便失禁的家庭护理

　　失智、失能老人是属于生活不能完全自理的老人，需要有人常年在其身旁陪伴照料。当这些老人出现尿失禁或大便失禁时，老人的家庭照护则尤为重要。

　　首先，尿失禁即膀胱内的尿不能自控而从尿道口不自主地流出。对于有尿失禁的老年人应备好尿垫、尿不湿及尿裤，按老年人不同的需求选择适合的护理产品。

　　其次，要对尿失禁老人进行排尿训练，设计定时排尿的时间表，养成定时排尿习惯，到时间提醒患者排尿做膀胱功能训练，避免很尿急的时候才上厕所，记录排尿次数和每次的尿量。但是对于失智的老人，这种训练是很难配合的，而采取间歇性导尿的训练方式，则不适合居家训练。但每4小时可以通过刺激、叩击膀胱等方法诱导老人自解小便。必要时，可以留置导尿管，予定时放尿，可避免尿液浸渍皮肤，发生褥疮。及时更换尿湿的床单衣物、尿垫或尿不湿等，给予温水擦洗，保持皮肤干爽、无异味，必要时可以涂抹保护皮肤的油膏等。

　　大便失禁指由于器质性病变或支配肛门括约肌的神经作用失常，造成肛管括约肌的控制功能发生障碍，使粪便不自主地流出肛门外，属于排便功能紊乱的一种症状。当老人出现大便失禁的现象应尽早到医院查明原因，遵医嘱用药及对症处理。应备好尿垫、尿不湿及尿裤，必要时可以准备卫生棉条，按老年人不同的需求选择适合的护理产品。

　　①保持肛门周围皮肤清洁，经常关心老人排便情况。发现有粪便排出，应立即用柔软的卫生纸或湿巾纸擦净后再用温水清洗肛周皮肤，并用专用的毛巾擦干，每一次都要涂抹对症的油膏或散粉类的药物进行保护，预防湿疹、红臀或褥疮的发生。

让我们一起照护好家里的

②房间经常开窗通风，保持室内空气清新，环境舒适、安全。

③调整饮食结构。饮食宜高热量、高蛋白、清淡易消化，增加食物纤维素多的食物，以利于排便通畅，食物纤维不会被机体吸收，但可以增加粪便的体积，有助于恢复肠道功能，加强排便的规律性，能有效地改善肛门失禁的状况。

④主动关心老人，做好老人的心理安慰，给予他们更多理解、鼓励和帮助，从而增加他们对生活的信心。

（仲征 顾琳宇）

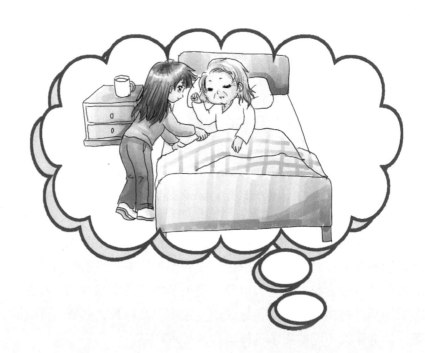

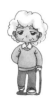

第九节　判断排尿是否正常

　　正常情况下，老年人每日尿量应为 1000~2000 毫升，尿色呈淡黄色，清澈透明，尿色的深浅与尿量、体内代谢有关。高热、尿量少则尿色深，尿量多则尿色浅。在此将老年人的异常尿液鉴别了解一下：

　　1. 尿量异常

　　（1）多尿：24 小时尿量超过 2500 毫升。多尿有可能是生理性多尿或提示会出现糖尿病、尿崩症或肾功能衰竭等情况。

　　（2）少尿：24 小时内尿量少于 400 毫升或每小时尿量少于 17 毫升。常见于发热、液体摄入过少或休克等的老年人。

　　（3）无尿或尿闭：24 小时尿量少于 100 毫升或 12 小时内无尿。常是严重血液循环不足，严重休克、急性肾衰竭或药物中毒等情况的征兆。

　　2. 尿液颜色异常

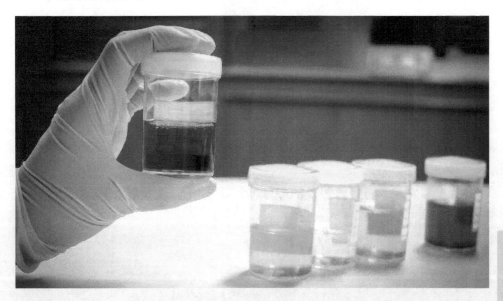

尿液颜色异常常提示一些泌尿系统的疾病，不同颜色其意义不同。

（1）深黄色：常提示老年人摄入水分不足，应增加摄水量。

（2）红色：常提示有活动性出血，泌尿系统感染或其他膀胱疾病。

（3）咖啡色：常提示有出血、泌尿系统疾病。

（4）乳白色：尿液呈米汤样，常提示丝虫病等。

（5）絮状物：尿液浑浊，见絮状物，常提示泌尿系感染。

3. 尿液气味异常

正常尿液久置后出现氨臭味，如新鲜尿液即有氨味，则提示慢性膀胱炎及尿潴留；糖尿病酮症酸中毒时，尿液有烂苹果气味；大肠杆菌感染时尿液可带有粪臭味；有机磷农药中毒时，尿液有蒜臭味；进食较多葱、蒜后，尿液也会有特殊气味。

（仲征 陈聪华）

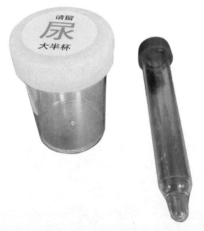

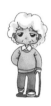

第十节　夜尿增多的原因

　　老年人夜间小便次数增多，除了常见泌尿系统及全身性疾患外，还包括生理性及精神性影响，如情绪紧张、气候变化、饮料及食物的不同都可以改变排尿的频率。常见的原因有：

　　（1）前列腺增生：此乃老年人的常见病。男性自 40 岁以后前列腺均有不同程度的增生，50 岁以后才出现症状。尿频常常是前列腺增生病人最早出现的症状。早期是因前列腺充血刺激所引起，夜间较显著。若病情加重，增生的前列腺压迫膀胱颈部，使膀胱残余尿量增多，尿频就会逐渐加重，这是由于膀胱经常在部分充盈状态，而使有效容量缩小所致。

　　（2）人到 40 岁以后，肾脏就开始走向衰老，肾小球和肾小管相继发生退行性改变，数量开始减少，穿过肾脏的血管也开始硬化，肾脏萎缩，肾功能开始减退。对于 65 岁以上的老年人来说，肾小管的退化尤为明显。此时，

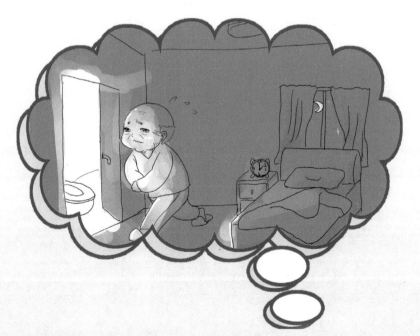

肾小管不能有效地把肾小球滤出的水再吸收到血液中，也就是尿的浓缩功能减退了，从而出现昼夜排尿规律的紊乱，这就造成了老年人的夜尿增多。各种肾脏疾病均可引起肾功能不全，而致夜尿增多。

（3）老年妇女膀胱本身的退行性改变，使膀胱肌层变薄和萎缩，贮尿减少，或调控膀胱收缩的神经功能失调，导致尿频，夜尿增多。

（4）有些老年妇女子宫脱垂，膀胱膨出，膀胱颈部周围组织松弛，使膀胱贮尿能力减弱，也会导致夜尿频繁。

（5）此外，继发于泌尿系统邻近器官的疾患，如盆腔及会阴邻近器官的炎症、肿块，盆腔内肿瘤等疾患的刺激与压迫；慢性腹泻引起的严重缺钾、糖尿病、高尿酸血症、干燥综合症、多囊肾、肾小动脉硬化症亦常引起小便次数增多。夜尿多的老年人，应首先到医院去做一下检查，如泌尿及生殖系统彩超、抽血查肾功能等指标，以便及早发现上述器质性病变，并给予积极治疗。

（仲征 陈聪华）

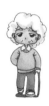

第十一节　协助卧床老人床上大小便

对于不能下床的卧床老人一般都要在床上进行排便和解尿，如果没有大小便失禁的情况，则需要使用床上专用的大小便器。解尿常用的有男用、女用不同的尿壶和接尿器；解便最常用的是便盆。床上大小便器的使用有一定的方法，如果使用不当，不但会使照护者手忙脚乱、弄脏床褥，还会使病人感到不适、麻烦和紧张，形成憋大小便的习惯，导致更多的并发症。因此，协助卧床病人在床上完成大小便的操作是非常重要的。

（1）老年人在床上大小便时，先要将双腿弯曲，如果下肢活动受限，则由他人协助老人屈起双腿，并将双腿分开，照护者一手托起病人的臀部，另一只手将便器轻轻送入病人臀下。这一动作非常重要，由于大多数老年人都有不同程度的骨质疏松，照护者用手将病人臀部托起，应该避免病人下身过分用力，导致损伤及骨折。

（2）女性老年人解小便时，可将手纸折成长方形，置于耻骨联合上方，遮住尿道口，以免尿液溅出。解大便时，可以适当移动一下便器，以防大便污染到臀部。

（3）老人便后，先由照护人员托住病人臀部，另一手将便器挪出，帮病人擦净并协助其取一舒适卧位后，再处理便器。

（4）老人大小便时要注意周围环境应安全、安静、给予隐私保护，予保暖，以免着凉。

（5）建立排尿规律：锻炼排尿肌力，安排充裕的排尿时间和合适的排尿环境，定时使用便器，建立规律的排尿习惯，以促进排尿功能的恢复。使用便器时，用手按压膀胱，协助排尿。初时白天每隔1~2小时使用便器一次，夜间每隔4小时使用一次，以后逐渐延长间隔的时间。尿失禁的老年男性患者也可用定制的接尿器持续固定在会阴部，以避免污染床单。此外，指导患

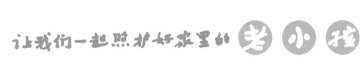
者进行骨盆底部肌肉的锻炼，病情许可，鼓励患者做抬臀、抬腿运动，增强腹部肌肉张力和排尿控制的能力，以利于规律排尿功能的重建。

（6）帮助老人养成良好的排便习惯：建立合理食谱，调整饮食习惯，在饮食中增加纤维量，适当摄取粗粮、新鲜水果和蔬菜，多饮水。稳定老人情绪，消除其紧张因素，如排便时应遮挡，适当通风，保证老人有足够的排便时间。排便时取合适的体位和姿势有利于发挥重力作用，以增加腹内压力。床上用便盆时，可视情况将床头抬高成高斜坡卧位，有助于排便。对于发生便秘者，腹部常沿脐周作环行按摩，简易通便、灌肠或服泻药等方法，必要时可用针刺疗法等。

（仲征 陈聪华）

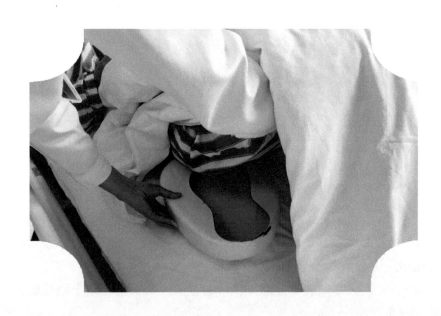

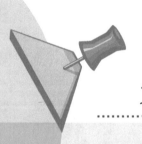

第四章

科学睡眠

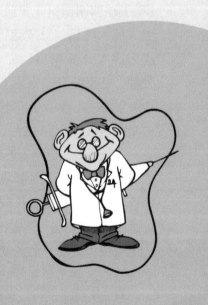

第一节　正常的睡眠规律

　　人的一生中有 1/3 的时间是在睡眠中度过的，一个健康的体魄来自睡眠，规律而充足的睡眠是健康长寿的重要保证。我们应该认识正常的睡眠规律，并遵循这种规律，才能保证良好的睡眠。随着年龄的增长，人体各个器官的机能开始逐步老化，一些生理状态也开始有所改变。

　　睡眠是受中枢神经系统内的睡眠与觉醒中枢控制的，是一种大脑复发性的生理活动。人类的睡眠可分为五期、两相：第一期，人躺下不久，意识处于模糊状态，身体有飘浮感觉，此时如醒来，则会否认已入睡。第二期，此时睡眠甚好，掰开眼睑不见光，眼球也不动，如此时醒来，仍有未曾入睡之感。第三期，机体对外界刺激的阈值提高，有睡眠感，但不深。第四期，睡眠最深，无精神活动，无眼球活动，生命体征正常，不易被叫醒。第五期，伴有眼球快速水平颤动、中枢神经和植物神经大量活动，包括丰富多彩的梦境。上述前四期叫非快速眼动睡眠（NREM），第五期叫快速眼动睡眠（REM）。当人们入睡后，首先进入 NREM 期，按 1→2→3→4→3→2→1 的顺序完成 NREM 期后，进入 REM 期，完成第一个睡眠周期，持续时间约 90 分钟，整夜睡眠中出现 6~7 次上述周期变化。一般于 NREM 睡眠持续 60～100 分钟后出现第一次 REM 期。每次 REM 睡眠约持续 20 分钟，整夜睡眠中出现 5~6 次。在一次正常睡眠周期中，NREM 和 REM 是交替进行的。

　　人入睡后会很快进入深睡，且逐渐加深，达到沉睡状态。经过深睡，人返回到浅睡，进入梦境。这时除眼球出现快速活动外，还可能有梦话、笑容或笑声，或被噩梦惊醒，或改变睡姿，又继续睡去，进入下一个周期。所以睡眠正常的人一个晚上应该做几个梦，而且是不常醒的，但是我们通常只会记得快清醒前所做的梦或根本不记得有梦。在整个睡眠中，NREM 的第三期和第四期多出现在睡眠的前半部，而 REM 主要见于后半部。

　　随着机体的老化，老年人深度的、能恢复元气的快速眼动睡眠期逐渐减少，睡眠程度最深、最具有焕发作用的第三和第四阶段睡眠也大幅度减少。而睡眠周期中的第一阶段，也就是组成浅睡眠的阶段反而有所增加。这种睡眠生理的改变导致老年人夜间觉醒的次数多，所以老年人夜间睡眠时间减少。但是，老年人一天中的睡眠时间总量并未真正减少，有的老年人在一个白天会睡上好几个"短觉"，通过这种间歇性睡眠方式补充睡眠时间。

此外，除了正常的睡眠生理改变之外，老年人的慢性疾病、慢性疼痛等困扰可能影响夜间老年人的睡眠质量。而且，老年人的神经系统比较敏感，容易伴有神经衰弱，日常生活的琐事、居住环境等一些因素都会或多或少减少老年人夜间睡眠时间。充足的睡眠所需的时间因人而异，从 6~10 小时不等。老年人夜间睡眠和白天间接性打盹的时间加起来能够达到 8 小时左右即为正常现象。

（李明 龚佳伟）

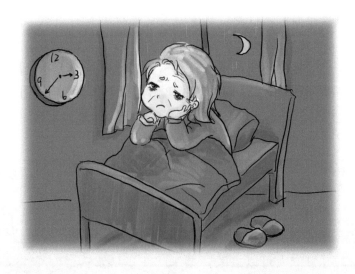

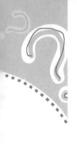

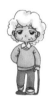

第二节　打呼噜是否有病

　　睡觉打呼噜是日常生活中一种常见的现象。打呼噜可能是睡眠呼吸暂停综合征的危险信号，会对打呼噜者的健康产生许多危害。

　　由于打鼾者的气道通常比正常人狭窄，白天清醒时，咽喉部肌肉代偿性收缩使气道保持开放，不发生堵塞。但夜间睡眠时，神经兴奋性下降，肌肉松弛，咽部组织堵塞，使上气道塌陷，当气流通过狭窄部位时，产生涡流并引起振动，从而出现鼾声，严重时呼吸会暂时停止，从而影响人的身体健康。

　　通常情况下，如果工作过于劳累的话，会造成打呼噜。先天的口鼻腔狭窄，鼻中隔偏曲，鼻息肉，鼻甲肥大，鼻黏膜充血肥厚、慢性鼻炎等疾病会导致鼻堵塞或使鼻子的呼吸通道变得狭窄，也会出现鼾症的现象。

　　临床专家发现，长期打呼噜者或是打呼噜严重的人往往都伴有不同程度的睡眠呼吸暂停综合征。睡眠中呼吸停顿 10 秒以上为一次呼吸暂停，睡眠 1 小时，有 5 次以上大于 10 秒的停顿，睡眠 7 小时中，大于 10 秒的停顿在 30 次左右，即为睡眠呼吸暂停综合征。在睡眠的全过程中出现呼吸暂停，血中氧气减少，形成低氧血症，从而诱发高血压、脑心病、心律失常、心肌梗死、心绞痛。因此，专家们建议，打鼾的人可以去医院进行多导睡眠仪检查，看看有没有睡眠呼吸暂停综合征，如果有就应当进行必要的治疗。

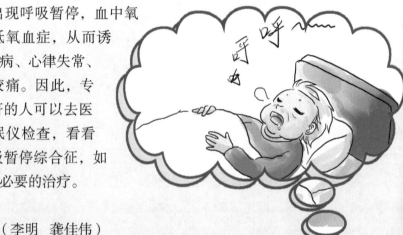

（李明　龚佳伟）

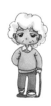

第三节　科学安排睡眠时间

　　老年人的睡眠时间比一般成年人短一些。60~70 岁每天睡 7~ 8 个小时为宜；70~80 岁每天睡 6 ~7 个小时为宜；80 岁以上睡 6 个小时即可（包括午间休息一个小时左右）。女性比男性睡眠时间要长一些。正常的睡眠除要保证睡眠时间外，还要保证睡眠质量。

　　21 时到次日凌晨 3 时是有效睡眠时间 ，也是最佳睡眠时间。晚上少睡半个 小时，白天多睡 3 个小时也补不回来。因此，老人最好在 22 时之前入睡，早上六七点钟起床，睡眠时间保持在 7~8 小时。受起夜、慢性病等因素影响，很多老人的晚间睡眠不是很好，可以从以下几个方面进行改善：

　　①白天晒太阳，适当外出活动，可以明显改善睡眠质量。如果不便外出，白天也要保证室内光线充足。

　　②不要在床上读书看报、看电视或者听收音机。如上床 20 分钟后仍睡不着， 可起来做些事情，待有睡意时再上床睡觉。

　　③晚间睡眠质量不好的老人，最好养成午休习惯，时间不要超过 1 小时。

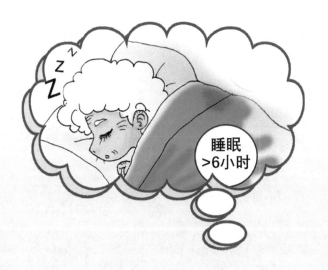

睡眠
>6小时

　　老年人睡觉时间过长对身体也是有一定危害的。如果长时间都在睡觉，各器官在休息的同时也缺乏反应，会缺乏必要的锻炼，从而退化。睡眠过多的老人也可能会更容易患上老年痴呆。而且有时候睡太多起来还会出现头晕乏力、食欲不振等问题。所以在保证睡眠时间合适的情况下，老年人可以花时间做一些有益身心的事情，比如进行户外活动、与朋友交往等。

　　因为年龄阶段和身体素质的差异，每一个人的最佳睡眠时间是不一样的。我们若是想让自己的身体健康，就必须按照自身状况调整科学的睡眠。临床心理学家建议老年人：遵循科学的规律，寻找适合自己的睡眠时间。

（李明　龚佳伟）

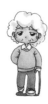

第四节　选择合适的床

随着年龄的不断增长，不少老年人的睡眠质量变得愈来愈不佳，同时睡眠时间也在不断减少，并且极易受到睡眠环境的影响，因此一张好床或是好的床垫，或许是改变老年人睡眠质量的关键因素。

那么，老年人应该选择一张怎样的床，才会感觉到安全又舒适呢？

床宽点好：对于老人来说，床太窄会感觉不够放松，床大一点比较好，不只安心，翻身时比较不会觉得有压力，还可以在床上做运动，活动时没有太大限制。

高度适宜：老人床要低一点，不能太高，方便老人起卧。如果床体本身很高，最好在床边设置一个脚踏板。不少老人家都有膝关节退化的毛病，床太低，不易起身；反之，床太高，老人上上下下也不方便。床的高度应方便老人上下床。老人坐在床缘时，双脚要能稳稳踩在地面上。对使用轮椅的老人，床面高度应与轮椅座位面高度一致。

床垫别太软：老人随着年龄增长，脊椎退化，髓核脱水，导致椎间盘失去正常的弹性和张力，往往容易出现腰椎间盘突出等病症，表现为腰痛、下肢麻木等。因此，老人的床不能太软，太软的床垫会让身体深陷其中，加重腰椎的负担。床上可以根据天气的温凉，适当增减被褥。当然，软硬要适度，过硬也不合适，尤其是对那些已经患有骨质疏松或者脊椎变形的老人。

配有床头板：床头安置一个床头板可以防止湿气袭头。杉木板最为适宜，因为杉木质地松软，能收敛墙上的湿气。铁艺床头较为冰冷，布艺床头容易滋生细菌，都不适合老人。

配有床头柜：老人床边最好有个床头柜，方便老人放置些常用的物品，如水杯、药品、纸巾等。

对于老年人来说，床只要能够满足基本的休息功能即可，床底尽量悬空，

利于通风和清扫，尽量选择简洁的造型，不需要附加过多的其他功能，比如在床身下方增加各种储物功能。一方面这些设置会增加床的重量，给平时想要移动的时候带来诸多不便；另一方面由于床下堆压过多杂物，容易藏污纳垢，不利于清洁。老年人的抵抗力较弱，滋生细菌会对老年人的健康产生不利的影响。同时应当避免各种奇异的造型，颜色也尽量选择纯色，避免由于过于多变的造型或鲜艳的颜色带来心理上的不适感。

老人用的一切用具都应将安全放在第一位。为了防止在使用中被磕碰到，应当尽量选择边角处理较为圆滑的床铺，而质料则应以结实牢固的木质为主。总之，避免一切可能产生安全隐患的地方。

（李明　龚佳伟）

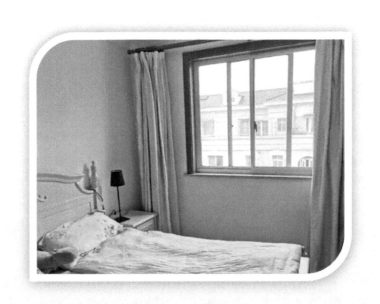

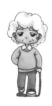

第五节　有助睡眠的卧室布置

许多老年人易感伤、爱回忆，尤其是丧偶或独居老人，更容易有孤独感和怀旧情绪。所以，在布置老人卧室时，墙面宜以高明度浅色调为主，提高室内亮度，营造柔和宁静的空间氛围，使老人心情平和愉悦。不宜过多使用黑色和灰色，容易让老人产生压抑、孤独、落寞感；不宜采用过于艳丽的颜色，其视觉冲击力过大，容易引发老年人情绪波动，不利于入睡。

物件成双为宜：卧室床头柜、台灯等物件最好成双出现，这样能为卧室增添和谐感，通过心理暗示提高睡眠质量。

床铺软硬适中：被子要轻、床垫要软硬适中，被子太沉会影响呼吸，特别是冬天最好选用轻薄、保暖的羽绒被。

选实木家具：在条件允许下，卧室最好选购实木家具，更加环保，减少污染。

配个床前灯：卧室灯光过强会导致人体分泌的褪黑素减少，从而影响睡眠质量。因此，卧室内应该配个瓦数较低的床前灯，营造一个有利睡眠的环境。

少摆大电器：卧室最好少放或不放电器，尤其是电视、电脑等释放电磁波的电器，会影响睡眠。

挂双层窗帘：卧室最好选用双层窗帘，能营造出一个安静、黑暗的睡眠环境。尤其是朝南的卧室，可选用日夜帘。

减少噪音：老人的卧室需要安静，噪音会导致老年人失眠，建议做房间防噪音处理。卧室门不宜正对住宅入口或其他居室门，避免其他家庭成员的进出和活动打扰老人的休息。

注意室内温度：老年人对于温度的感知能力不是太强，又比较怕冷，所以帮老年人设置一个适宜的室内温度，既可以防止夏天中暑，又能够避免冬天感冒。国家《室内空气质量标准》表明，冬季室内温度的标准值为16~

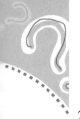
24 摄氏度，湿度标准为 30%~60%。夏季为 22~28 摄氏度，湿度为 40%~80%。

保证室内亮度：老年人由于视力不太好，如果睡觉时房间太暗，上洗手间时可能发生磕碰，建议采用床头灯、壁灯等柔和的灯光做照明用，可以在走廊、卫生间等处装感应灯，既不影响老人休息，又能够方便老人行走。

保持空气流通：老年人的房间要保持空气流通，建议经常开窗通风，新鲜的空气有助于老年人的睡眠和身体健康，可以在老人房间放一些绿色植物来吸纳灰尘，净化空气。

（李明　龚佳伟）

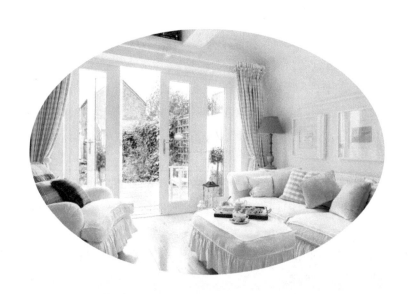

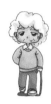

第六节 选择助眠药物

有入睡困难的老人经常在床上躺上几个小时仍无法入睡，导致第二天白天出现头昏、头胀、精神萎靡不振，生活受到严重影响。当老人出现长时间的入睡困难时，建议去医院就诊咨询专科医生。听取医生建议，正确地选择并且合理地使用助眠药物，才能帮助失智失能老人恢复正常的日常生活。老年人失眠，不可采用苯巴比妥钠及异戊巴比妥等药物。因为这些药物会造成头昏脑胀、步态不稳、容易摔跤，还可产生类似动脉硬化性痴呆及智力障碍，尤其是肺性脑病的患者禁用。如果要用司可巴比妥钠，一定要先从小剂量开始使用，半夜里起夜时一定要小心。相对来说，安定类药物要安全得多，可选用地西泮、氯硝西泮、艾司唑仑。安定类药物的品种现在也很多，应从小剂量开始使用，一段时间后更换一种，以减缓耐药性的产生。除此以外，一些中成药也有一定效果，可酌情选用。

另外，对睡眠不深、彻夜多梦和易醒的老人可以选用长时间作用的催眠药，如地西泮、水合氯醛等；对睡眠尚好但入睡困难的老人，则可选用发挥作用快的催眠药，如司可巴比妥钠、酒石酸唑吡坦片等。

失眠药的种类主要有以下几种，目前最常用的是苯二氮䓬类和非苯二氮䓬类催眠药物。

（1）苯二氮䓬类和非苯二氮䓬类药物

苯二氮䓬类药物可减少快速眼动睡眠时间、降低睡眠潜伏期和减少夜间觉醒。苯二氮䓬类药物的吸收与年龄无关，但是与体脂有关，因此肥胖患者慎用，并且不宜长期使用。虽然失眠症患者接受苯二氮䓬类药物治疗初始特别有效，但长期使用易导致耐药。

非苯二氮䓬类药物包括唑吡坦、扎来普隆、佐匹克隆和茚地普隆等。

唑吡坦可用于入睡困难患者，老年人耐受性较好，且并不改变睡眠结构。

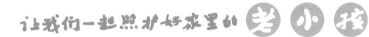

唑吡坦不良反应较少，主要有头晕、嗜睡和恶心；扎来普隆的药理学机制与唑吡坦相似，半衰期非常短，老年人使用安全，易耐受，无药物撤退反应；佐匹克隆是环吡咯酮类药物，经过肝脏代谢，此药物还有抗惊厥、肌松和抗焦虑的作用。佐匹克隆对日间行为影响较小，对认知记忆的影响非常小。

（2）抗抑郁药

有镇静作用的抗抑郁药可以用于合并抑郁症的失眠症患者治疗。这类药物包括曲唑酮、阿米替林、多塞平和米氮平。

（3）处方药

抗精神病药物常用于老年难治性失眠症、行为障碍和抑郁症。抗精神病药物所致体重增加会增加睡眠呼吸暂停综合征的风险，降低睡眠质量，因此对于失眠症患者来说，需谨慎使用。

（4）非处方药和中药

非处方药和中药对失眠症也有一定效果。酒精可促进睡眠，降低睡眠潜伏期和快动眼睡眠时间，但长期使用或滥用可造成睡眠紊乱。发现家里的老人有睡眠障碍或者节律改变，请一定去咨询医师，保持正常的睡眠节奏对失智失能老人的健康是非常重要的。

（李明　龚佳伟）

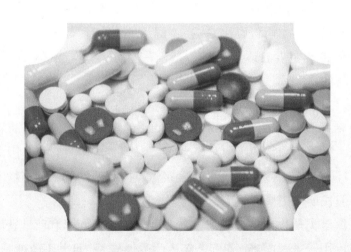

第五章

清洁卫生

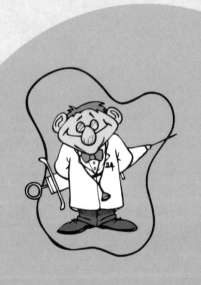

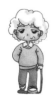

第一节　洗澡时间有讲究

　　一年四季中，老年人应该多久洗一次澡呢？这个问题不能一概而论。老年人洗澡不用太勤。除了夏天每天洗一次澡，其他季节每周洗 2~3 次澡就行了；到了冬天，洗澡的次数更应该减少。

　　春秋天气比较凉爽，出汗也不太多，这种情况下就没有必要每天洗澡。夏天天气比较炎热，皮肤油脂分泌比较旺盛，汗液排泄也比较多，每天洗澡一次，让皮肤保持清爽，还可以避免细菌滋生。

　　冬季气候干燥，频繁的洗澡会使皮肤表层油脂受到破坏，容易引起皮肤干燥、瘙痒。专家认为，当皮肤的 PH 值在 5~5.6 范围内，呈弱酸性，是健康的状态，因为酸性的表层可以防止细菌寄生，对皮肤有保护作用。

（李明　龚佳伟）

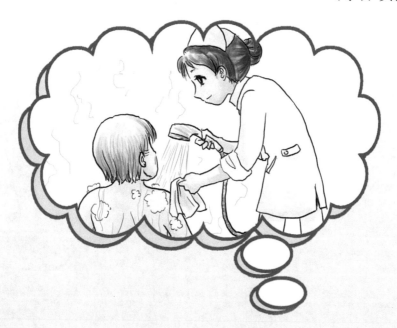

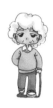

第二节　泡澡和淋浴

根据人们的生理状况，水温在 38℃左右最合适，此温度的水对于皮肤的刺激较少，让人身心放松。

泡澡是一种十分常见的养生方式，加入不同中药或其他成分的泡澡方式对身体也能起到一定的保健作用。

泡澡不仅能清洁皮肤，还有协调神经活动、清除疲劳的作用。它能提高大脑中枢的兴奋度，增加血液循环，提高机体代谢的速度，刺激大脑中枢神经，消除疲劳，恢复体力，提高睡眠的质量，维持人体生理健康。

泡澡对人体的健康有着一定的积极作用。不少老年人对泡澡乐此不疲。但是，泡澡也需要注意安全问题。

（1）浴缸空间大，深度浅

首先，随着年龄的不断增长，大多数老年人会出现不同程度的行动不便。因此，他们需要足够宽敞的浴缸。其次，浴缸的深度一定要控制，以便老人出入浴缸。再者，浴室的温度比较高，老人泡澡的水位最好不要超过心脏，以免造成危险。最后，浴缸内部不要有太大的弧线，这样老人坐在里面更稳当。

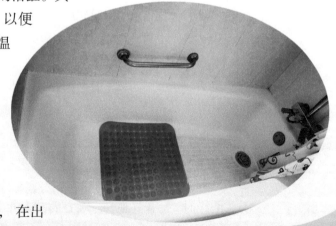

（2）扶手装置人人需要

由于老年人腿脚行动不便，在出入浴缸和起身时最容易发生危险，因此浴缸周围一定要有扶手装置。选择并购买适合的扶手，并安装在自己经常起身的地方。毛巾杆不能代替扶手，因为它没有那么大的强度来支撑人的体重。

进入浴缸最好有人搀扶，防止跌倒。

（3）浴缸周围不储物

浴缸周围最好有一个比较大的平面用来摆放需要的洗浴用品。这样能在泡澡过程中避免起身去拿东西而发生意外。除此之外，其他物品尽量放置

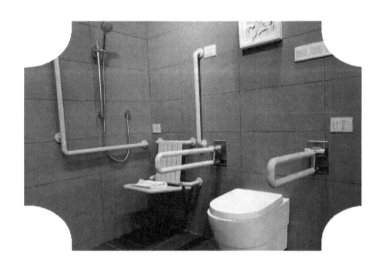

于橱柜内，以免妨碍出入浴缸。

泡澡和淋浴各有优缺点，淋浴仍然受到多数老年人青睐。因为淋浴避免浴缸清洁不够导致细菌滋生，所以比起泡澡更卫生一些。但是淋浴有那么一点不足之处：全程需要自己站立。为了弥补这个缺点，可以在淋浴房靠墙安装固定淋浴凳，也可以放置一个防滑的小凳，方便老年人坐着洗澡。坐着淋浴时人体重心低，更安全。

有的老人洗澡时，喜欢用力搓擦，这样容易损伤皮肤的表皮层，降低皮肤自然"防线"功能，招致细菌入侵，引起疖肿、癣类等皮肤病。如果是体质较胖、皮脂腺分泌旺盛、出汗较多的老年人，洗澡次数可适当增多；体瘦的老人则可减少。洗澡时间不宜长，洗完澡后，需休息片刻再离开。

老年人洗澡需要注意以下四点：

①在洗澡时，患有高血压、冠心病的老年人容易发生脑卒中和心肌梗死；而患有肺气肿、肺心病、哮喘病的老年人会感到呼吸困难。因此，浴室应保

持空气流通，地面要使用防滑材料，老人的拖鞋也要防滑。

②老人洗澡时不要锁住浴室门。最好家里有人，一旦出现问题能及时予以帮助。

③洗澡时间最好控制在半小时以内。

④水温调节不能太高，洗澡水温以 37℃ ～ 41℃为宜。

另外，老年人洗澡还有一些禁忌：

①老年人饭前血糖偏低，所以饭前不宜洗澡。

②饭后或饱餐后洗澡，可使消化道的血液供应减少，不利于食物消化，甚至会虚脱、昏倒。一般来说，洗澡最好在饭后 1~2 小时。

③大量运动或劳动后，应休息片刻再洗澡。

④如果酒后洗澡，可能会发生血糖下降，血压升高，加重醉酒。

⑤发烧时最好不洗澡。

为防止洗澡时出现不适，老年人在洗澡前最好喝一杯温热的糖水，这样能防止发生低血糖。

（李明　龚佳伟）

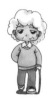

第三节　卧床老人床上沐浴

　　要真正让老年人保持身体洁净，光靠擦洗显然是不够的，还要定期为卧床老人床上沐浴。

　　具体做法：先准备好老人的清洁衣裤、大毛巾、热水、水桶、毛巾、肥皂、脸盆。然后关好门窗，移开桌、椅，盛热水，松开盖被，将大毛巾半垫半盖在老人擦洗部位，先用湿毛巾擦，然后用打好肥皂液的毛巾擦洗，再用湿毛巾反复擦净，最后用大毛巾擦干。

　　原则：先上后下，先近侧后对侧。擦洗部位的先后顺序如下：①松开领口，给老人洗眼、鼻、脸、耳、颈部等处，注意洗净耳后。②脱去老人上衣（先洗近侧，后洗对侧），擦洗两臂。注意洗净腋窝部。帮助老人侧卧，面向护理者，将脸盆放于大毛巾上，为老人洗净双手。③解开老人裤带，擦洗胸腹部，注意乳房下及脐部，帮助老人翻身，擦洗背部及臀部。④脱去老人长裤，擦洗两腿、两侧腹股沟、会阴部。将盆移于足下，床上垫大毛巾，洗净双足，穿好裤子。⑤整理床铺，按需要更换床单，清理所用物品。在擦洗上、下身时，水温变低时，需要及时更换脸盆中的水。现在也有一些养老机构，会配有淋浴床，方便卧床老人淋浴。

（李明　龚佳伟）

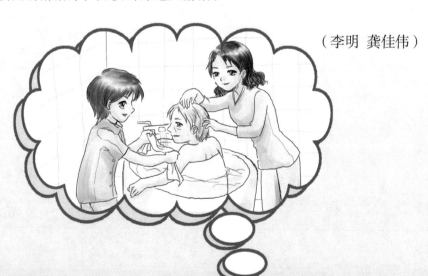

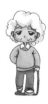

第四节　科学泡脚

很多人都喜欢在冬天泡脚，因为这样可以帮助我们驱走寒气，其实，泡脚养生是一年四季都可以的。中医理论认为，一年四季沐足的好处："春天沐足，开阳固脱；夏天沐足，暑气可祛；秋天沐足，润肺蠕肠；冬天沐足，丹田湿灼。"

泡脚是非常有讲究的，太饱或者太饿的时候都不适宜泡脚。俗话说得好，"睡前泡脚，胜吃补药"。泡脚之后，人会感觉到劳累，睡觉会特别香沉。泡脚的水需要一定的温度，温度太低，起不到泡脚的作用；温度太高，容易烫着皮肤，以 40℃ 左右为宜。在泡脚时，先倒入冷水，然后再缓缓地倒入热水，边上准备一瓶开水，随时加入调整水温。

一般泡脚只需要浸没脚踝即可；如果想要调节睡眠状态，水可以浸到三阴交的位置；如果想要对身体有更好的调理保健作用，最好是泡到足三里，也就是膝盖的位置。泡脚时要求水温能长时间保温，普通的塑料盆子不具备保温效果，所以泡脚最好选择木制脚盆，脚盆要高点，木质以柏木的为佳。柏木，本身具有一股香味，这股香味可以入药，有清热解毒的作用。

最佳的浸泡时间以 15~30 分钟为宜，浸泡后皮肤呈现微红色最好，可以以自己的感觉为判断依据，后背微微出汗、双脚发红、浑身热乎乎的就行啦！此时，说明上下经络已经接通，起到了效果。对于身体虚弱的人，如果泡到全身出大汗，很可能会产生虚脱的情况，所以微微出汗即可，以免心脏出现不适。有慢性关节炎的患者可以泡久一点。

中药泡脚胜吃补药。的确，人的双脚上，存在着与各脏腑器官相对应的反射区。当用温水泡脚时，可以刺激这些反射区，促进人体血液循环，调理内分泌系统，增强人体器官机能，有着防病治病的保健效果。

泡脚有益的前提是正确地泡，包括水温、时长等。此外，泡脚也不是百无禁忌的，一些特殊人群和某些特殊情况下不宜泡脚。

（1）心血管病人要留意水温

心脏病、心功能不全患者或者低血压、经常头晕的人，都不宜用太热的水泡脚。因为用热水泡脚后，会导致人体血管扩张，全身血液会由重要脏器流向体表，这必将导致心脏、大脑等重要器官缺血缺氧，会增加发病危险。

（2）糖尿病患者要留意水温

糖尿病患者应特别留意水温的高低，因为这类患者末梢神经不能正常感知外界温度，即使水温很高，他们也感觉不到，容易被烫伤。

（3）脚气患者要小心感染

患有脚气的人，病情严重到起疱时，就不宜用热水泡脚，这样很容易造成伤口感染。足部有炎症、皮肤病，外伤或皮肤烫伤者也不宜泡脚。

泡完脚之后，很多老年人匆匆地用毛巾擦干脚，就钻进被窝或者穿棉拖鞋。脚趾之间长时间不透气，很容易滋生细菌，引发脚气或者足癣。所以用毛巾擦干脚上的水后，还需要晾几分钟，彻底干透，避免细菌滋生。泡脚后要做好保湿护理，老年人皮肤油脂分泌减少，每天泡脚也会流失水分和油脂，容易引起足跟皲裂，所以每次泡脚后一定要涂抹橄榄油或凡士林软膏，预防皲裂。

泡脚的好处有很多，不同的泡脚方式会有不同的保健功效。如醋泡脚可提高睡眠质量；艾叶泡脚能驱寒治感冒等等。大家可以根据自身情况，在水中加料，使泡脚达到最佳的保健功效。

（李明　龚佳伟）

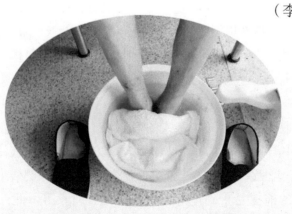

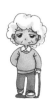

第五节 清洁无牙老人口腔

口腔是消化道的起始部分。口腔的前壁是唇，侧壁是颊，顶为腭，底为黏膜和肌肉等结构。口腔内有牙齿、舌、唾液腺等器官。即使老年人的牙齿全部脱落了，口腔的其他结构依然尚存。因此，老年人仍然要保持几十年如一日的好习惯，坚持每天清洁口腔。

清洁口腔的方法有很多，比如早晚刷牙、饭后漱口及使用牙线等。没有了牙齿，口腔中的其他部位仍然需要清洁。在咀嚼食物的时候，舌、牙龈、颊黏膜等部位都与食物有接触。老年人因为没有牙齿，对食物的咀嚼能力下降，口腔中各种腺体的分泌功能也下降，因此更应该注意口腔清洁。餐后及时漱口，与每天早晚刷牙一样重要，可以清除口腔中的食物残渣。无牙的老年人每次漱口后，用牙刷刷牙龈、牙槽骨，可兴奋中枢神经，使其支配的吞咽反射和咳嗽反射增强，从而保护呼吸道，预防老年人肺炎的发生。用牙刷轻轻的刷舌头，清理舌苔，减少口臭。特别是晚上临睡前，唾液分泌减少，口腔自洁作用减弱，再加上食物残渣存留时间长，所以，晚上清洁口腔更重要。如有佩戴义齿，更应注意口腔卫生，因为义齿与基牙之间容易引起菌斑附着，所以餐后和夜间需要保持口腔和义齿的双重清洁。

（李明　乐莉娜）

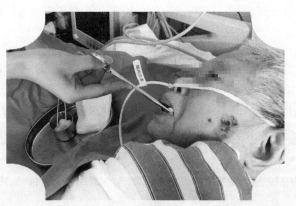

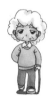

让我们一起照护好家里的老小孩

第六节 义齿的清洁与保管

牙齿的健康对于我们来说非常重要，牙齿最重要的功能是用来咀嚼食物。俗话说，人老牙先老。由于种种原因，牙齿的脱落难以避免。随着年龄的增长，牙齿脱落逐渐增多。佩戴假牙，成为维持原有牙齿正常的咀嚼功能的重要替代方法。

临床上，口腔科医生为患者选择的假牙主要有三种：活动义齿、种植义齿和固定义齿。不管是哪种义齿，我们都需要仔细清洁，刷牙过程中要格外注意义齿。先将活动性义齿取下，再清洗真牙，最后对义齿进行清理。

那么该怎样对活动性义齿进行清洁和保管呢？

（1）浸泡用水

一定要用凉水浸泡义齿。生活中，有不少人认为用热水烫义齿可以有效清洁和消毒。其实，这种做法是很不科学的。因为假牙的材料多为高分子有机树脂。在热水的浸泡下，这种材料会加速软化，从而缩短义齿的使用寿命，甚至导致变形，无法正常使用。

（2）清洗用水

义齿清洁方法是用冷水或低浓度小苏打水浸泡。因为小苏打水为弱碱性，能抑制义齿表面真菌的繁殖。也可以用义齿清洗片，但一定要按照说明书提示的方法使用，佩戴前一定要用清水冲洗。不要用醋、酒精或盐水长时间浸泡。

（3）清洗用具

清洁义齿，不能用硬毛牙刷、牙膏，而应该用软毛牙刷刷洗。因为硬毛牙刷会磨损假牙表面的树脂材料，而牙膏中的研磨剂也会划伤义齿，使义齿表面滋生菌斑。所以，一定要用软毛牙刷轻轻刷洗，缝隙处可以使用牙线清理。此外，不要以为只有刷自己的真牙才需要经常更换牙刷。义齿也是您的牙，牙刷使用久了会滋生很多的细菌，对于义齿的清洁很不利。临床口腔

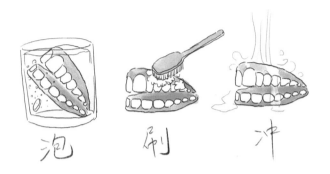

科医生建议每三个月更换义齿牙刷。

（4）清洗时间

每餐饭后，及时取下义齿，进行彻底的清洗。临床上，护理人员通常建议和指导义齿佩戴者，一天之中至少有两次要把义齿拿下来冲洗干净，并仔仔细细刷一遍。其他时候，需要把义齿取下来冲洗并漱口。睡觉前，也要摘下义齿清洗。夜间不佩戴者将其浸入水中；夜间佩戴者，清洗后戴回，第二天再次清洗。

（5）使用期限

从您开始佩戴义齿的那一刻起，口腔科医生会告诉您：活动性义齿使用5年以上，便可以更换；而固定义齿一般不用。平时吃饭要少碰硬、黏的食物，宜吃些容易咬得动的食物，如菜末、肉末等。如果义齿在使用了一段时间后，出现了松动、牙龈压痛等情况，要及时找口腔科医生进行调整。

（李明　乐莉娜）

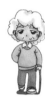

第七节　失智、失能老人口腔清洁

　　正常人的口腔可以借助自身的抵抗力、唾液中溶菌酶的杀菌作用以及日常的刷牙、饮水及进食等机械作用来抵抗口腔细菌的入侵。但是失能老人自身抵抗力弱、唾液分泌少，需借助更多外力来保持口腔健康。日常护理中应经常帮助老人清洁牙齿以减少细菌的滋生。

　　为失能失智老人进行口腔清洁存在个体差异。首先应仔细了解失能失智老人的具体情况：能做什么，不能做什么；勉强能做什么，不能勉强做什么。对症下药，施以恰到好处的协助。很多失能老人需要的可能只是我们某个方面的协助，如果我们支援过度或协助照顾过度，使老人的残存机能慢慢减退，对老人而言反而是一种伤害。例如：某失能老人，吃饭后，总是记得洗手，而忘记刷牙漱口。作为护理人员，只需要将漱口杯和牙刷放在洗手池附近，而无需帮他挤牙膏，端水杯。在日常的口腔清洁中，应鼓励老人自己动手，锻炼其残存机能。根据实际的情况，让老人做力所能及的事情，切勿嫌弃老人行动慢，做起来费力费时，而全程帮助老人。尤其是轻中度的失能老人，他们的头脑和意识还是清楚的。在实际的护理过程中，要更多地考虑老人的想法和感受，谨言慎行，做到有所为、有所不为。对于易产生依赖感的失能老人，护理人员应该加以正确的引导，鼓励他们自己动手，并在恰当的时候给予称赞和表扬，增加他们的自信心。根据老人不同的需求，用不同的对待方式让他们得到身心满足。

　　对于部分失能失智的老人，护理人员应该尽可能的站在老人的后方，握着老人的手，让老人的手里拿着牙刷。这样，可以让老人在潜意识中认为是自己在主动刷牙，从而更好地保留其残存功能。而不是老人握着拿牙刷的护理人员的手进行刷牙，更不是直接由护理人员站在老人的对面，一手包办，全权代劳。

　　对于完全失能失智，肢体无法移动的老人，临床上是由护理人员完成该类特殊老人的口腔护理。让老人侧卧，用压舌板轻轻撑开颊部，以镊子夹取漱口液棉球，由内向外，沿牙齿纵向擦净牙齿内外两侧，咬合面，舌、口腔黏膜，硬腭等处，洗毕，帮助老人漱口，擦干面部。若口腔黏膜有溃疡，可外用锡类散。如有假牙，应帮助老人取下，用冷水刷洗，让老人漱口后戴上。

（李明　乐莉娜）

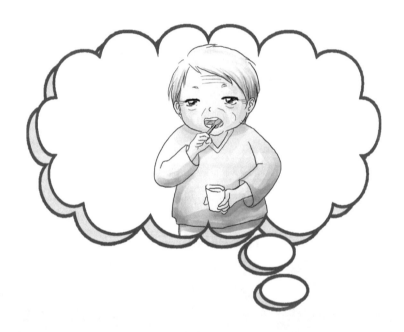

让我们一起照护好家里的老小孩

第八节　漱口液与辅助工具

清洁口腔时，可以根据漱口水的功效，来选择使用某一类的漱口水。

①含氟化物漱口水。每天使用一次能为牙齿提供额外的保护，有效防止蛀牙。

②防牙菌膜漱口水，能有效防止牙菌膜集聚，从而减低牙龈发炎的机率。

③抑制牙菌膜漱口水，被证实能有效抑制牙菌膜滋长，防止牙周病。

④防敏感漱口水，能封闭牙本质的微细管道，令牙齿敏感程度减低，但是不应长期使用。使用前，应先咨询牙科医生。

⑤草本漱口水，富含维生素，具有杀菌、抗龋，抗氧化的功能。儿茶素可渗入牙缝、牙洞，可以有效抑制细菌，保护口腔洁净健康。

⑥传统中草药类漱口水，不含酒精、抗生素等广谱消毒杀菌化学成份，老少、孕妇皆宜。

清洁口腔时，最常用的工具就是牙刷了。牙刷是保护口腔健康的重要工具。选择牙刷时，应该选择刷头比较小，刷毛比较软，刷柄握起来比较舒服的。短而小的刷头，可以在口腔里灵活转动，刷到牙齿的各个部位，不易留下死角。刷毛圆润不刺手，如果刷毛太硬，会造成很大的牙齿磨耗，特别是会在牙颈部造成很多楔状缺损；如果刷毛比较软，对牙龈有按摩的作用，对牙齿损伤也比较小。刷柄最好选用角度柄，且具有防滑设计，更易深入口腔角落的同时，还能方便用力，减轻手部疲劳。

牙刷可以清洁牙齿表面大多数的区域，但剩余的死角区域还需要靠牙线来清洁。用尼龙线、丝线或涤纶线来清洁牙齿相邻面的菌斑很有效，也能有效去除牙缝里的食物残渣。牙线棒的使用较牙线要简单方便一点，其作用是一样的。

牙龈乳头萎缩，特别是在牙周手术后，牙间隙增大的情况下，可以用牙签来洁净暴露的牙面，特别是凹的牙面或根分叉区最为合适，也可以用来对着牙龈加压以刺激及按摩萎缩的牙龈乳头。

　　有牙周病、牙齿排列不齐、牙龈萎缩的人，牙间会形成明显的缝隙，很容易嵌塞食物。在这种情况下，使用牙缝刷就可以灵活地来回穿梭于牙缝之间，以保证每个角落都能刷到。牙缝刷与普通牙刷相似，只是刷头呈锥体形，并有不同的型号，适用于不同宽度的牙缝。应在医生指导下购买使用。

　　每天饭后花费您的几分钟时间，运用您的清洁小工具，认真清洁您的每一颗牙齿，配合正确地刷牙，合理使用护理液，将会非常有效地防止龋齿和牙结石的产生。

（李明　乐莉娜）

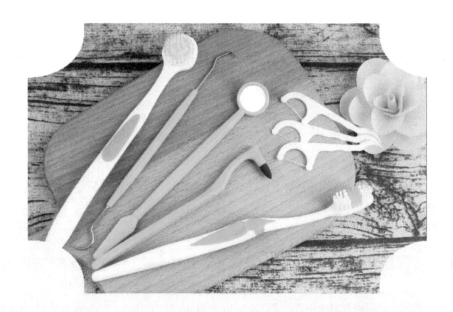

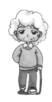

第九节　预防皮肤瘙痒

老年皮肤瘙痒症是由多种原因引起的，以皮肤干燥最常见。老年人体内固有水分和细胞中的水分逐渐减少，出现了慢性生理性失水现象，引起皮肤干燥、皱纹增多；再加上一些老年人为缓解皮肤瘙痒而用很烫的热水洗澡，或者频繁洗澡，甚至使用碱性大的肥皂、药皂，使本来就干燥的皮肤失去了皮脂的滋润，最后瘙痒只是得到了暂时的缓解，但是继之而来的是更剧烈的瘙痒。

引起老年人皮肤瘙痒的原因主要有以下几种：

（1）气候饮食等外因造成皮肤瘙痒

气候的因素：在气温变化时，皮肤特别容易发痒，受体内或体外环境因素的影响。冬季室内外的温差大，血液循环减慢，皮脂分泌减少，过冷过热的刺激，干燥、也易引起皮肤瘙痒。

饮食的因素：饮酒、抽烟、喝浓茶、咖啡、食虾蟹、海鲜、辛辣食物等常为诱因。另外皮毛、化纤品、粗糙内衣也容易刺激瘙痒发作。

（2）代谢方面的原因造成皮肤瘙痒

老年人皮肤萎缩、汗少，又缺乏皮脂滋润，皮肤血运障碍，营养匮乏，易受周围环境冷热变化的刺激，诱发瘙痒，即老年皮肤瘙痒症。老年皮肤瘙痒症多因血虚肝旺，生风生燥，肌肤失养所致。全年均可能发病，冬春为高发季节。老年人抵抗力下降，激素水平如性激素降低，也是引起瘙痒的原因之一。

甲状腺功能亢进和功能减退也可发生皮肤瘙痒。甲状腺功能亢进时的皮肤瘙痒可能由于基础代谢增高、多汗和精神紧张等引起。甲状腺功能减退黏液性水肿引起的全身瘙痒大多与皮肤干燥脱屑有关。

糖尿病是中老年人的常见病，是一种由遗传基因决定的全身慢性代谢疾病。病人由于胰岛素绝对或相对减少，而导致糖、脂肪和蛋白质代谢紊乱，使丙酮酸不能彻底氧化，丙酮酸及乳酸在神经组织中堆积，发生多发性神经炎，使病人出现皮肤瘙痒或虫爬等异常感觉。

由皮肤干燥引起的老年瘙痒症是可以预防的。部分老年人患上皮肤瘙痒症后出现睡眠不足、焦虑、烦躁等现象。建议老年人平时可以通过看电视、听音乐、散步、参加有趣活动等方式分散和转移注意力，通过有节律的呼吸松弛训练来减轻焦虑，对控制瘙痒有良好作用。有糖尿病、肾病、肝病等基础疾病的老年人要积极治疗。

无论是何种原因引起老年人皮肤瘙痒，都可以通过以下方式预防或减少瘙痒的发生：

（1）洗澡要讲究

老年人洗澡次数不宜过多，水温不宜过高，洗澡时间不宜过长，洗澡时不宜用碱性较大的肥皂，因为这种肥皂去脂效力太大，会增加皮肤干燥度，故应用中性肥皂。

（2）要用护肤用品

老年人油脂分泌少，皮肤干燥，故需要经常擦些护肤用品，如护肤膏、

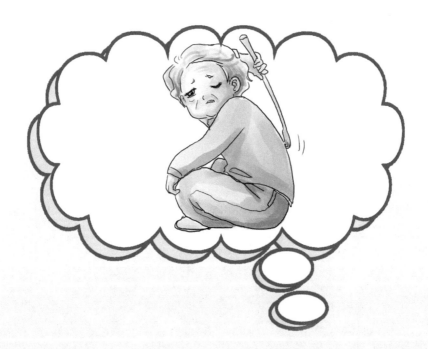

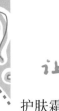

护肤霜、护肤油等，每次洗澡后马上在身体各部位涂上护肤膏并轻轻按摩，让皮肤完全吸收。使皮肤保持一定的湿度和滋润度，有利于防止皮肤瘙痒。

（3）饮食要有利健康

老年人平日营养要充分，膳食调配要适当，饮食宜清淡，不要吃得太咸、太腻，少吃或不吃辛辣等刺激性食物，多吃新鲜的黄绿色蔬菜，不喝酒，少饮或不饮浓茶和浓咖啡。

（4）生活要规律

皮肤瘙痒在老年人生活不规律、睡眠不佳、休息不好、心情不舒畅时加重。故老年人必须注意生活规律，睡好觉，不要过度劳累，保持大便通畅。

（5）贴身衣物要讲究

内衣应柔软松宽，以棉织品为好；避免尼龙及毛织品衣服贴身穿。

（李明 龚佳伟）

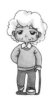

第十节　皮屑增多的护理

　　老年人皮屑增多，是因为皮肤太干燥所引起的，但是也不排除是得了银屑病或者硬皮症等疾病的原因造成。所以说，建议大家在出现类似症状的时候，到医院做个检查来明确病因。

　　由于皮肤时刻都与外界环境直接接触，如不加以保护，或多或少都有缺水现象，直接影响皮肤的外观。水分充足则皮肤丰腴、润滑、光泽，富有弹性。少吃盐，过多的盐分进入体内，可抑制碘、硒等微量元素的活力，破坏皮肤的胶质，降低分泌机能，导致皮肤变黑、干燥而缺乏弹性。

　　我们除了确保正常健康的饮食以保证蛋白质、维生素的补充，以及尽量避免外界不良因素的影响和积极治疗皮肤疾患外，还可以根据需要，使用维生素类等滋润性护肤品。

　　冬季一定要用温度适合的洗澡水，尽可能使用浴液或温和的香皂。洗澡时不要长时间揉搓皮肤，要尽快用水冲洗干净皮肤。浴后应当在皮肤尚未完全干的情况下，在身体各部位涂上润肤品。这样做有助于将润肤成分渗入到皮肤内。老年人皮肤相对敏感，其自身代谢的产物，如脱落的皮屑、油脂等容易刺激皮肤。因此，要适当保持皮肤清洁。

　　　　　　　　　　　　　　　　　　　　　　　　　　　　（李明　龚佳伟）

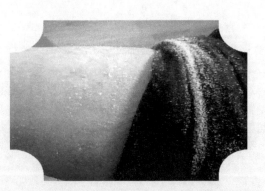

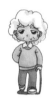

让我们一起照护好家里的 老 小 孩

第十一节 会阴部清洁

无论男性还是女性，无论年老还是年少，都应该养成睡前用温水清洗会阴部的好习惯，但注意不要用太热的水。清洗会阴部这件事可不要小看，更不要流于形式，否则有可能事倍功半，甚至适得其反。清洗顺序要先洗生殖器、尿道附近，再洗肛门。洗过肛门后就不要再用同一盆水洗生殖器官了。擦干的顺序与上面讲的一样，要单独准备一块毛巾，不要和洗脚毛巾混用。擦完后用干净水洗净毛巾晾干。

健康的状态下，一天清洗会阴的次数不宜超过二次，清洗指的是清洗外阴部，不包括女性阴道。你可以用温水冲洗会阴部，之后再用干净的毛巾擦干。在正常状况下，阴道内是完全不用清洗的。阴道内微生态以阴性杆菌占优势，含有少量厌氧菌、支原体和念珠菌，正常状态下它们之间保持一个动态平衡，维持着阴道的自我清洁功能。在没有感染的状况下，常做阴道内冲洗，可能会增加细菌及霉菌感染的机会。

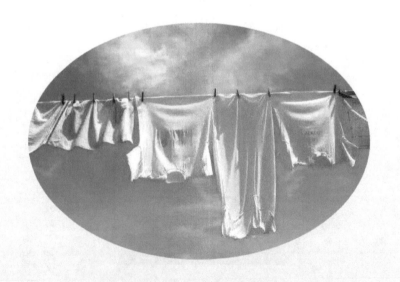

平时如厕完后，记得由前往后擦，避免将细菌从肛门带到阴道或尿道。洗完澡后，在会阴部较干时，再穿上内裤。

卫生用品的选择要多注意，避免使用含香料、颜料、或是有除臭成份的护垫、棉条、或是卫生纸，洗澡时肥皂或是沐浴乳也要留意，尽量选择中性或是微酸性的洗液，有些沐浴乳也可能会引起过敏不适。

洗衣时，内衣内裤应与其他衣物分开洗，洗衣时一定要完全冲洗干净，在洗净后可以用烘干的方式，或是在太阳下完全晒干。

如果你发现下身分泌物的气味很重，有鱼腥味，或是颜色偏黄绿色，外阴部红肿热痛、瘙痒等不舒服的症状，应尽快就医，避免延误病情。

（李明　龚佳伟）

第十二节　预防腋下及会阴部湿疹

老年人腋下及会阴部经常会出现湿疹，给老年人的生活造成了一定的困扰，我们应该如何预防呢？腋下湿疹预防措施：

（1）保持腋下皮肤清洁、干燥

腋下的汗液如果不能立即蒸发掉，会容易导致腋下的皮肤处于潮湿状态，从而诱发湿疹发作。所以要保持腋下皮肤清洁干燥，及时清洗皮肤。

（2）衣服应选棉质材料、宽松为宜

贴身穿的衣服应该选择吸汗性好、透气性好的棉质衣服，款式应宽松。不要为了美观，穿那些不透气的紧身衣服。老人所有贴身的衣服、床单、被罩最好选用丝质、纯棉的。化纤、皮毛织品等对皮肤有刺激。另外，所有贴身的衣服和被褥洗涤时一定要漂洗干净，彻底去除洗涤剂；柔顺产品也应慎重选用。

（3）居住环境适宜

老年人的居住环境不要过于潮湿和阴暗，这样容易滋生细菌。老年人的居住环境应该保持干燥清爽通风，这样的环境对老人的身心有一定的帮助。

会阴部湿疹的原因主要有：

①会阴处受到尿液、粪便的污染，而没有得到及时的清洗，导致细菌滋生并大量繁殖。②穿不透气的紧身内裤，为细菌生存提供温度条件。而长期摩擦患处，会导致皮肤受损，更容易感染。

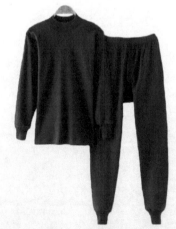

③使用刺激性的药物清洗会阴，导致会阴出现过敏反应。

针对以上原因，皮肤科医生提出了

100

会阴部湿疹的预防措施：①选用质地柔软、宽松透气的内裤，少穿紧身裤，并且单独清洗内裤。②不要长时间压迫会阴，比如说久坐和开车，要经常变更体位。③养成每天使用温水清洗会阴的好习惯，去除污垢，保持清洁干燥。在上完厕所之后要先擦尿道后擦肛门。

（李明 龚佳伟）

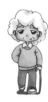

第十三节　正确修剪指甲

老年人的指甲偏厚、凹凸不平，十分难剪，加上年纪大了，眼神不太好，剪指甲就成了件麻烦事。要么看不清，要么够不着，很容易伤到自己。剪得不好还容易出现嵌甲、甲沟炎等问题。建议使用老人专用的指甲钳和趾甲剪，并在最后修剪灰指甲，避免自身的互相感染。

剪指甲前做好以下几个准备工作可以事半功倍：

（1）修剪前的浸泡：温水浸泡

大多数老年人的指甲都又厚又硬，尤其脚趾甲。修剪指甲前，可将手脚放入温水中浸泡片刻后，使指甲变软，易于修剪。若指甲实在太硬，可在水中加入几滴醋，不仅能软化指甲，还有一定的杀菌消毒作用。

（2）修剪时的辅具：放大镜

随着年龄的增长，老年人的视力也逐渐老化。眼神不好是老年人修剪指甲时的一大难题。老年人可以借助放大镜来修剪指甲：用塑料瓶先做一个调节放大镜高低的支架。

在塑料瓶上剪出几个高低不同的孔来；在瓶中放入小石头等较重的东西来保持瓶子稳定；将放大镜插入塑料瓶的孔中，就可以利用放大镜来修剪指甲了。还可以利用瓶子上高低不同的孔来调节放大镜的高低。

（3）修剪时的手势：手握圆形物品

老年人剪指甲时容易手抖，为了避免让自己受伤，可以在手中握一个圆形的物体。这样手臂和手指的力量就聚集在物体上，手就不会再抖了。

（4）修剪的原则：先清洁，再修剪，后修整

先清洗手脚和指甲剪，防止细菌感染。修剪时，指甲不要剪得太短，最好将指甲与指尖持平。先剪指甲中间，再剪两边，边角不能剪过深。剪的太深，会使两侧的皮肤皱襞往中间长，容易形成嵌甲，同时也会使指头失去保护。剪完之后，需要用指甲锉修一修边缘，修掉毛刺，让指甲更圆滑，以

免产生裂纹。切不可盲目地撕拔倒刺，可能会导致皮肤或皮下组织受损，引起甲周炎或甲沟炎。可用指甲剪将肉刺齐根剪断。

（5）修剪的频率：指高趾低

对日常稍有留意的人们会发现：自己的手指甲比脚趾甲生长得快。临床上，修剪手指甲的频繁较高，一般一周剪 1~2 次；脚趾甲的生长速度相对较慢，可一个月剪 2~3 次。

（李明 乐莉娜）

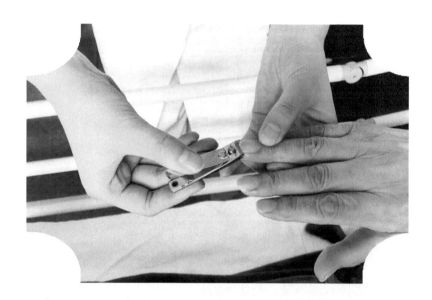

第十四节 如何判断身体异味

人上了年纪，身上总有那么一股气味，但是老年人自己却往往不觉得。老年人身上的味道是怎样形成的呢？哪些气味是正常的，哪些气味是不正常的呢？

现象一：皮肤正常老化，皮肤皱褶增多

人老了之后，皮脂就会明显变薄，且皮肤含水量明显降低，比较干燥，这种生理现象会使老人的皮屑非常容易脱落。而老人新陈代谢所脱落的皮屑就会成为螨虫和其他细菌的大餐，引来非常多的对人体健康有一定影响的微生物。这些病原体在生长繁殖过程中产生的各种废物有非常难闻的味道。其实年轻人皮肤表面也有这种情况，但是由于老人的皮肤皱褶比较多，也就更容易藏污纳垢，这种味道更容易出现。

方案一：清除体内自由基

由于体内自由基活性过强，抗氧化酶活性过弱，针对此类现象，老年人可以适当多吃富含植物多酚的食物，帮助人体抗氧化，清除人体自由基。植物多酚不仅可以帮助人体祛除异味，还可延缓衰老。

现象二：新陈代谢下降，消化能力减弱

大多数老年人的身体状况都在走"下坡路"。最先衰老的器官是肠道。如果老年人爱吃肉、海鲜等高蛋白食物，不爱吃蔬菜水果，会更容易出现一些消化系统疾病，轻则表现为口臭，重则表现为食欲减退、腹胀、便秘等。此外，若食物残渣长期残留在口腔内未得到及时的清理，也会散发出一些气味。

方案二：补充膳食纤维

老年人产生口臭的原因，可能是脏器功能发生生理性衰退，肠道蠕动能力下降，粪便滞留在肠道内排泄不出。加上老年人的活动量减少，随着生活水平的日益提高，粗纤维摄入量的偏少，易导致排便困难。肠内的食物积滞过久，产生臭气，通过口鼻部位形成口臭。针对老年人的便秘问题，可以多吃五谷杂粮，以补充体内不足的膳食纤维，也可直接食用膳食纤维的提取物。

现象三：特别的气味，疾病的信号

患有牙龈炎、牙周炎、龋齿等口腔疾病的老年人，由于自身口腔腺体分泌减少，口腔自净作用减弱，从而导致口腔环境失衡，口腔中的有害细菌大量滋生发酵，从而直接导致口腔异味，可表现为臭鸡蛋味。

患有消化性溃疡、慢性胃炎、功能性消化不良等胃肠道疾病，可能出现酸臭味。

患有鼻窦炎、咽喉炎、慢性支气管炎等呼吸道疾病的老人身上可能会有一股腐败味。这是由于呼吸道分泌大量含蛋白质的黏液，黏液附着于呼吸道，未被及时清理，黏液中的蛋白质被分解后而产生的独特气味。

患有糖尿病的老人如身上有一股类似烂苹果的味道，考虑可能发生酮症酸中毒。

方案三：居家照顾，及时就医

如果家里的老人突然出现一些反常的"老人味"，需要引起重视，尽快带老人去看医生，以免出现更严重的后果。

（李明 乐莉娜）

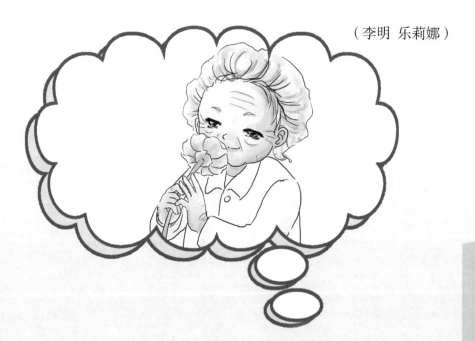

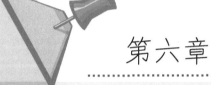

第六章

生命体征

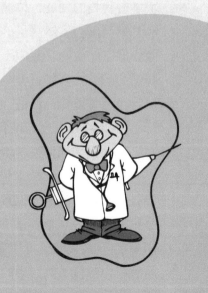

让我们一起照护好家里的老小孩

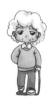

第一节　正确测量体温

　　人的大脑中有调节体温的神经中枢，随着外界环境温度的变化，体温调节中枢发出指令，让血管舒张或收缩，通过汗腺的活动调节身体的温度。进入老年后，由于身体机能的退化、机体反应的迟钝，体温调节中枢的功能也明显减退。加之老年人的新陈代谢率降低，体内产热减少，其正常体温就比年轻人低。轻微的体温变化并不能引起家人的注意，往往等到老人出现不适或体温升高后，病情就已经很严重了。因此，细心观察老年人的体温变化，就能早期发现疾病的信号。

　　老年人平均口腔温度为 36.7℃，发热一般指口腔温度高于 37.2℃，肛门温度高于 37.5℃。而每个人每天上午、下午和不同季节的体温都有差异，这就要做到定时测量，并做好记录。

　　我们所知的传统测量方式有以下三种：口腔、腋下和直肠（肛门）测温。而随着科技的发展，体温计的不断改进，体温的测量方式又新添了额头测温和耳蜗测温。虽然测量的方式有很多，但是随着老人生活自理能力的减退，意识状态的改变，我们不能单纯采用一种测量方式，要根据不同的情况，选择适合的方式来进行测量。同时，为了获取准确的体温数值，选择合适的体温计也至关重要。目前，我们较为常用的体温计包括玻璃体温计（水银体温计）、数字式电子体温计、红外线体温计（额温枪和耳温枪）。

　　那我们该如何选择合适的体温计，并正确为老人测量体温呢？

　　1. 玻璃体温计（水银体温计）

　　这是最传统的体温计，使用方法包括口腔、腋下或直肠（肛门）测温。分别有口温表和肛温表。其优点包括示值准确、稳定性高、价格低廉、不用外接电源，深受人们特别是医务工作者的信赖。水银温度计也有一些缺点：易破碎，存在水银污染的可能，测量时间较长，对急重病患者、老人、婴幼儿等使用不方便，读数比较费事等。

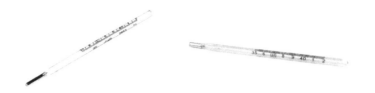

我们应该如何使用水银体温计呢？

口腔测温：①取舒适体位（坐位或卧位）。

②将体温计水银甩至35℃以下，水银端斜放于舌根。

③紧闭口唇含住口表，用鼻呼吸，不要用牙咬，不要说话。

④3分钟后取出，擦净水银端，查看度数。

注意事项：此法适用于意识清晰，能够配合的老人。对于口腔有炎症，闭口不严，张口呼吸，烦躁不合作，体质虚弱的老人不宜采用。测量应在吃饭或饮热水后至少间隔半小时，剧烈运动、情绪激动或洗澡后，安静休息30分钟以上进行。

腋下测温：①取舒适体位（坐位或卧位）。

②协助老人解开衣扣，擦干腋下。

③将体温计水银甩至35℃以下，水银端放于腋窝深处紧贴皮肤，屈臂过胸夹紧。

④5~10分钟后取出，查看度数。

注意事项：此法是为老人测量体温较常用的一种方法，但是对于消瘦不能夹紧体温计，腋下出汗较多及腋下有炎症、创伤者不宜使用。在测量时需注意，体温计与皮肤间不能有衣物间隔，腋下有汗液时需及时擦净，以免影响测量结果。当老人无力自行夹紧，则应从旁协助其完成。腋下测温后数值加0.5℃。

直肠（肛门）测温：①协助老人取侧卧位或屈膝仰卧位，露出臀部。

②润滑肛表水银端（肥皂水或油性润滑剂）。

③将体温计水银甩至35℃以下，水银端轻轻插入肛门（3~4厘米），用手扶托，保持测量体位。

④3分钟后取出，擦净肛门和体温计，查看度数。

注意事项：此法对于直肠或肛门手术、腹泻以及心肌梗塞者不宜使用。

需使用专用体温计测量（肛表），使用前检查体温计有无破损，测温时需专人在一旁看护。直肠测温后数值减0.5℃。

2. 数字式电子体温计

这种体温计的使用方式包括口腔或腋下测温。优点包括能快速准确地测量体温，与传统的玻璃体温计相比，具有读数、携带方便，测量时间短，测量精度高，能记忆并有蜂鸣提示的优点，尤其是不含水银，对人体及周围环境无害。缺点包括示值准确度受电子元件及电池供电状况等因素影响，不如玻璃体温计，且测量稳定性相对较差。

我们应该如何正确使用数字式电子体温计呢?

①使用前，先对体温计头部进行消毒。按压开关，体温计发出蜂鸣音。

②显示器出现"℃"符号闪烁，表示体温计已处于待测状态。

③将体温计头部紧贴所需测温部位（口腔紧插于舌根，腋下紧贴腋窝）。

④当"℃"符号停止闪烁，同时体温计发出蜂鸣提示声，体温测量完毕，读取显示出的体温值。

注意事项：测温时会因为受到测温时间、外界空气及不同身体部位的影响，而使温度有所偏差。为了得到准确的测温数据，请始终保持一定的测温部位。可用湿布擦拭来清洁，防水型体温计可直接放到水里清洗。不可置于高压气体、高温环境中，不可与腐蚀物品接触。具体使用方法可详见厂商说明书。

3. 红外线体温计（额温枪）

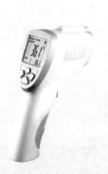

这种体温计的使用方式是额头测温。其优点包括使用非常简单、方便，1秒可准确测温，无镭射点，免除对眼睛的潜在伤害，不需接触人体皮肤，避免交叉感染，一键测温。其缺点包括易受到外在光线及辐射干扰，体外温度易受环境温度影响，与实际体内温度有所差距，而化妆品及肤色因红外线辐射率不同，会影响显示温度精度。

我们应该如何正确使用红外线体温计呢？

①取舒适体位，帮助老人擦净额头皮肤。

②距离 5~15 厘米，前额正中并保持垂直方向按下测量按钮。

③读取显示屏测得数据。

注意事项：充分暴露测温部位，不带帽子或被头发遮盖，保持测温部位皮肤干燥。运动或从室外进入室内后，应安静休息 20 分钟后进行。当测温环境温差较大时，将额温枪放置在该环境中 20 分钟后使用。额头温度不能作为医疗判断的依据，当对测得的温度有疑问时，仍需使用水银体温计进行复测。具体使用方法可详见厂商说明书。

4. 红外线体温计（耳温枪）

这种体温计的使用方式包括耳蜗测温（目前家庭中最为常用）。其优点包括随时、快速测量，使用舒适、安全。

其缺点包括耳温枪本身的允许误差，通常在 36℃ ~ 39℃范围内为 ±0.2℃，如果不正确的使用还会带来额外的误差。耳道内的大量耳垢，测量时由于耳温枪塞住耳孔，耳孔内温度场会发生变化，测量时间过长示值就会变化。重复多次测量时，如果测量间隔不合适，每次读数也会不同。

我们应该如何正确使用红外线体温计（耳温枪）呢？

①按压开关键，帮助老人将耳廓往后上方拉。

②插入测温头以封住耳道，并按下测量键。

③"哗"声后完成测量。

注意事项：使用前检查测温头前端光学玻璃是否干净，或更换测温耳套。测温头尽量深入耳道，但不要用力而有疼痛感。测量前使两耳充分开放，侧卧时避免测量受压侧耳道。运动或洗澡后，应休息片刻再进行测温。患有急性中耳炎期间，避免使用耳温枪。具体使用方法可详见厂商说明书。

（张琼 刘晓兰）

让我们一起照护好家里的 **老小孩**

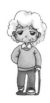

第二节　测量血压、心跳与呼吸

血压，是一项重要的心血管功能指标，也是心脑血管疾病的重要信号和危险因素。血压在 24 小时内不是固定不变的，而老年人会因为忽高忽低的血压，更容易发生脑梗、心梗等心脑血管疾病，正确测量和监测血压就变得至关重要。

一般来说，血压有晨低晚高的特点，不同体位测得的血压也有不同，而且每个血压计的精确度也有差异。因此，测量血压时要做到"四定"：即每次测血压在同一时间，同一侧肢体，同一个姿势，同一个血压计，这样才能让所测得的血压有可比性。

想要准确测量血压，血压计的选择也很重要。现在市面上能够买到的血压计大致可分为三类：柯氏类血压计（水银柱血压计）、示波法血压计（电子血压计）和脉搏波血压计（腕式电子血压计）。水银柱血压计应由专业的医护人员进行测量，操作复杂，自己很难独立完成，因此家庭中普遍使用电子血压计。但是，电子设备都存在一定的稳定性问题，所以要定期进行维护，对血压计进行检测和校对，建议至少每 6 个月校对一次。

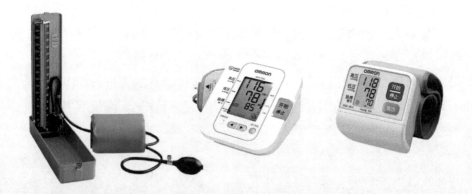

血压的最佳测量时间应为每日清晨起床一小时后，或就寝前进行。测量方式有臂式测量法和腕式测量法。

正确的操作方法：

①测量前，保持室内安静，精神放松，排空膀胱尿液，不吸烟不饮酒，不喝浓茶咖啡。②使用臂式电子血压计测量时，取坐位，两脚平放，将手臂自然伸展，掌心向上平放于桌面上，袖带与心脏保持同一水平（固定在距离肘关节 2~3 厘米处）；取平卧位，手臂自然伸直稍外展，掌心向上。按"开关"键测量，全程保持静止，不要说话或移动手臂，直至显示测量结果。③使用腕式电子血压计测量时，取坐位，曲肘并支撑于桌面上，掌心向上，露出手腕，将腕带卷绑于距离手掌 1~2 厘米处，血压计位于手腕中央，腕带与心脏保持同一水平。按"开关"键测量，全程保持静止，不要说话或移动手臂，直至显示测量结果。

测量血压有哪些注意事项？

①测量前暴露测量侧上臂或穿轻薄的衣服，袖带不可过紧或过松，以插入一指为宜，气管要位于手臂内侧。②腕式电子血压计不适用于患有糖尿病、高血脂、高血压者，因疾病会加速动脉硬化，从而引起末梢循环障碍，造成测量的误差，因此不建议老年人使用。③高血压患者，应在服用降压药后进行测量。

心跳，顾名思义就是心脏的跳动。从医学角度称之为心率，是指在安静状态下每分钟心跳的次数，一般为 60~100 次 / 分，可因年龄、性别或其他生理因素产生个体差异。一般来说，老年人心跳比年轻人慢，女性的心率比同龄男性快，都是正常的生理现象。

老年人在休息时的理想心率应在 55~70 次 / 分，运动时应控制在 104~135 次 / 分。而在我们的日常生活中，有很多原因可以引起心跳的异常。当老年人出现心率过快或过慢，可能预示着有潜在的危险。因此，教会或帮助老年人正确测量心跳，以减少危险的发生。

从人体表所触摸到的动脉搏动，我们称之为脉搏，正常人的脉搏和心跳是一致的。因此，我们最常用这种方法来获取心跳的次数。先安静休息 5 ~ 10 分钟，手平放在适当位置，坐卧均可。将自己一手的食指、中指和无名指，放到另一手大拇指根部的掌面桡侧（那儿有骨头结节隆起，就挨着隆起的手掌面），可以摸到动脉搏动，就是桡动脉。一边计时，一边默数搏动次数，默数 15 秒后再乘以 4，即可得一分钟心跳次数。如果遇到心跳不齐的情况，可细数一分钟。

还有另一种简单易行的方法，就是通过脉搏血氧仪来测量。脉搏血氧仪既可测量动脉血液中氧气的含量，又可以检测动脉搏动，计算并获取每分钟的心率，特别适用于普通家庭。将一根手指插入橡胶孔道，按压面板按键即可。使用中需注意，测量肢体避免剧烈运动；指甲不宜过长；避免强光环境对信号的干扰；皮肤温度过低或在同侧手臂测量血压时，会影响末梢血管搏动，导致测量困难。

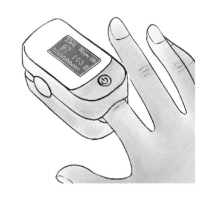

呼吸，是机体与外界环境之间气体交换的过程。一个人的呼吸状况能够客观地反映出一个人的健康状况，观察记录到准确的呼吸状况能够辅助疾病的诊断。造成呼吸异常，除了患有某些疾病外，天气、运动、情绪、肥胖等也能引起呼吸的频率、深度、节律、声音、形态的异常。

首先，将老人安置在一个舒适、安静的环境中，可以取坐位或平卧位，自然放松，不要与其说话或转移其注意力。观察其胸腹部起伏的次数，一起一伏为一次呼吸，计数一分钟。同时，要注意观察其呼吸快慢是否一致，深浅是否均匀，有无呼吸困难等。如果呼吸较弱不易观察时，可用少许棉絮置于老人鼻孔前，观察棉花被吹动的次数，计数一分钟。

（张琼 刘晓兰）

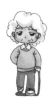

第三节　观察神志变化

　　老年人对周围理解、感知能力退化是不可避免的正常现象，但是突然神志意识的改变，就一定要引起重视了。当疾病发展影响到大脑功能的时候，往往是较为严重的情况，一定要及时就医处理，切不可拖延。平时要多与老人交流，多留意他们的日常认知和行为状态，这样才能在意识状态发生异常的时候及早发现。

　　判断老人的意识状态主要观察三个方面的内容，眼球反应、语言反应和运动反应。

　　（1）眼球反应

　　是否能自行睁开眼睛是判断神志最直观的方法，老人能自行睁眼并且会随着环境变化转移视线为好；需要呼喊才能睁眼就略差；在拍打、用力摇晃等强烈刺激下才能睁眼更差；对刺激毫无反应不能睁眼最差。

　　（2）语言反应

　　在与老人的言语交流过程中，老人的回答逻辑清晰、内容正确为佳；虽然听明白对方言语的意思，但自己表达比较含糊属于略差；无法确切表达自己的意思较差；无法理解对方的意思更差；完全无反应无应答为最差。

　　（3）运动反应

　　老人能按照他人要求进行活动，动作自然是最好的。对那些不能按照要求活动的老人，我们可以通过给予一点轻微的疼痛刺激判断其活动能力，例如用筷子或者牙签平头端刺激老人局部（医生比较习惯刺激足底），观察老人的反应，能够对疼痛刺激进行阻止或干涉的为佳；能逃避疼痛刺激的次之；只能引起身体产生缩紧反应就较差；身体只有略微的颤动更差；对疼痛毫无反应最差。

　　家属可以通过综合以上三方面的观察结果进行判断，反应越好意识属

于越清晰，如果上述反应都比较差或者毫无反应，那就属于意识有障碍，需要及时进行处理。当然，医生还可以通过观察老人的瞳孔、病理反射、呼吸节律等来判断意识状态，这些都需要丰富的经验。因此，当无法正确判断时，需及时就医处理。

（张琼 黄悦蕾）

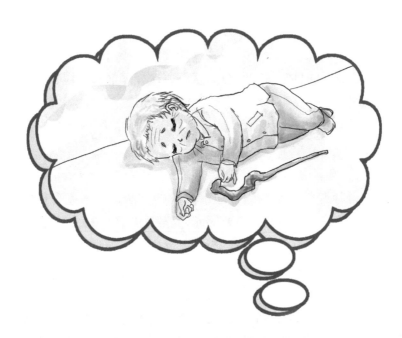

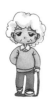

第四节　判断神志和意识是否正常

神志清醒不代表老年人一定能与你对答如流，有一些老人因为脑梗塞、脑出血等原因造成了语言表达的障碍，所以看似沉默但其实是清醒的。与此相反，有些老人能非常亢奋地与人侃侃而谈，但实际上可能是谵妄、痴呆等异常情况的表现。对于家属来说辨别在一定程度上存在着一些困难，现在我们就来谈谈如何辨别老人不同的意识状态。

正常的意识状态就是：人在神志清醒且认知功能正常的状态下，能感知和理解周围环境和自身变化，并对各类刺激做出正确的反应。异常的意识状态分为两类：神志不清和行为异常。

（1）神志不清

意识水平（觉醒或清醒）受损，即大脑对身体的各种刺激，例如声音、饥饿、疼痛等的反应变差或者完全没有反应。意识水平（觉醒或清醒）受损按照程度深浅分为：嗜睡、昏睡、昏迷。

嗜睡：老人经常处于睡眠状态而清醒时间很少，唤醒后基本能够对话交流，对答也没有明显的错误，能配合家人的要求做出反应，但很快又会进入睡眠状态。一般都是意识障碍的早期表现，如果不及时处理很快就会进展到下一个阶段。嗜睡较难被发现，会让人误以为老人只是太疲劳、爱睡觉，而被忽略。

昏睡：老人处于较深的睡眠状态，没有外界刺激不会自行醒来，一般需要较重的疼痛或言语刺激方可唤醒，但是交流非常困难，对问题只能做出简单模糊作答，而后熟睡。此时，意识障碍就比较明显了，家属此时一般都能发现异常，需要及时就医处理。

昏迷：是一种病理性睡眠状态，对刺激无意识反应，不能被唤醒。昏迷

是最严重的意识障碍，说明老人的生命处于危险状态，需要立即救治。可分为浅昏迷、中度昏迷、深昏迷三种程度，昏迷程度越深的老人预后就越差，甚至危及生命。

（2）行为异常

意识内容(认知功能)改变包含：意识模糊、谵妄、轻度神经认知障碍、显著神经认知障碍(痴呆)。虽然行为存在着异常，但是老人的神志是清楚的。在此，我们着重介绍一下意识模糊和谵妄。

意识模糊：意识范围缩小、常有定向力(指一个人对时间、地点、人物以及自身状态的认识能力)障碍、注意力不集中；可能会出现错觉、幻觉，受到刺激后异常激动或与困倦交替出现；心跳过快、高血压、多汗，面色苍白或潮红，运动障碍(震颤或肌肉痉挛)。整体来说，是一种心神不宁、恍惚的状态。

谵妄：定向力障碍，注意力涣散，不能与外界正常接触；常有错觉、幻觉，错视为主，形象生动逼真，会突发恐惧、外逃或伤人行为；急性谵妄状态一般常见于高热、药物中毒(过量)的老人，而慢性谵妄状态比较少见，多为

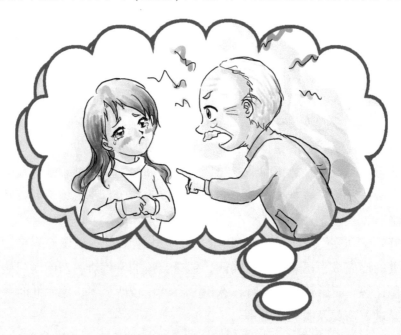

长期酗酒的老人发生酒精中毒。需要提醒的是，一向比较烦躁的老人突然变得非常安静，也是我们需要警惕的事情。

（张琼　黄悦蕾）

让我们一起照护好家里的老小孩

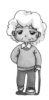

第五节　建立规律的生活习惯

人的生物钟就是人体内随时间作周期变化的生理生化过程、形态结构以及行为等现象。人体内的生物钟多种多样，人体的各种生理指标，如脉搏、体温、血压、体力、情绪、智力等，都会随着昼夜变化做周期性变化。例如，体温早上4时最低，下午6时最高，相差有1℃。

生物钟的正常工作对人的健康起着重要作用。生物钟失调会导致失眠、体乏、抑郁、免疫功能低下甚至产生包括肿瘤在内的各种疾病。根据人的生理生化活动的周期性变化，应合理安排一天的活动，从而使工作和休息效率达到最高，也使人的身心健康状态达到最佳。

部分老年人在患脑血管意外或阿尔茨海默病后，会发生夜间兴奋难以入眠，白天呼呼大睡的现象，这对照顾者来说十分困扰。

对失去睡眠—觉醒规律的老年人现在主要有三类方法进行调整，行为学方法、药物治疗法和光照治疗法。其治疗目标是保持夜间睡眠、日间清醒的状态。

1.行为学方法

日间睡眠干预

（1）定计划：评估老人日常生活习惯及兴趣爱好，制订老人有兴趣的日间活动计划并实施，增加社会活动、体育锻炼。户外活动对老人建立合适的睡眠—觉醒规律非常有益。白天尽量处于光照环境，室外明亮的环境有利于保持老人清醒状态。每天下午在固定时间小憩，避免白天多次的小睡，有助于夜间获得理想睡眠。

（2）多交流：每天家人可与老人交谈他感兴趣的事物，鼓励老人思考并发表自己的意见；陪伴老人观看喜爱的电视节目，与他讨论节目内容。

（3）慢纠正：如老人在坚持活动后仍不能入睡，应尽量减少白天睡眠时间，如：每天减少半小时睡眠时间，直至白天不再睡眠。切不可心急，想要一次性调整好老人的昼夜节律，使用命令式的口吻："你白天不准睡觉！"，这是不可取的，还有可能适得其反。

夜间促进睡眠

（1）睡前准备：尽可能满足老人的睡眠习惯，可在睡前用热水泡足、按摩头部等诱导老人睡眠。不在床上阅读和看电视；勿在入睡前2小时内进行运动锻炼；晚餐后不饮酒、咖啡和茶，不吸烟，睡前饮食不要过饱。

（2）提高睡眠质量：努力建立规律的作息时间，督促老人每晚定时上床，夜间尽量减少光照及声音的刺激；无论前晚何时入睡，早晨都应按时起床。

（3）合理应对夜间事件：夜间老人吵闹或提出各种不合理要求予以拒绝，态度要诚恳而坚决，例如："这样不行，现在是睡觉时间，您还是好好休息比较重要"。可以坚定而沉默地注视老人。对合理要求给予回应，保持声音轻柔，维持夜间安静、放松的环境，可选择亮度可调节的暖色夜间灯，尽量避免夜间开启亮度过高的冷色光源。

2. 药物疗法

药物治疗必须在医生指导下进行，特别是助眠药物要在了解老人睡眠规律的情况下进行用药，掌握好用药时间。对服药时间点不要强求，若服药时间老人已经入睡就不要打断老人的睡眠，可在老人夜间转醒时再服药；在距约定起床时间不足3小时的时候，一般就不要再补服助眠药物了。

3. 光照治疗

光照疗法是利用一定强度（2000~10000Lux，多用3000~4500Lux）的全频光照射，经视网膜、下丘脑纤维束到达下丘脑视交叉上核来改善睡眠—觉醒节律的一种治疗方法。光照疗法可以调整睡眠—觉醒节律的紊乱，根据老人睡觉规律的不同，光照时间也不同，需要在医生的安排下进行。晴天室外日光的光照强度高达30000Lux以上，而室内日光灯只有300~500Lux，所以居家老人完全可以通过晒太阳进行"光照治疗"，可选择在上午或者傍晚进行户外散步或锻炼。

（张琼 黄悦蕾）

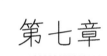

第七章

安全措施

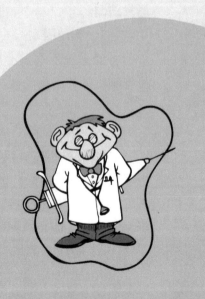

让我们一起照护好家里的老小孩

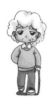

第一节　预防跌倒及应急处理

跌倒是我国 65 岁以上老年人伤害死亡的首位原因，由于老年人本身生理条件趋于老化，且同时患有多种疾病，一旦发生跌倒，极易导致脑部、软组织损伤、骨折、脱臼、甚至死亡等严重后果。

要预防跌倒，首先要认识跌倒的常见原因，跌倒的原因主要分为内因和外因两大类。

1. 内因包括老年人自身心理、生理或病理变化所导致的身体机能下降。

（1）生理因素

①衰老导致感觉迟钝、反应变慢，并且往往伴有视力减退。当环境突然改变时，不能正确判断环境及障碍物，身体失去平衡时不能及时做出适宜的动作，容易跌倒。②衰老导致骨骼肌肉系统退化，肌肉力量和关节灵活性下降，或者由于腰背、脊柱的劳损退变使脊柱对下肢的调整能力下降，容易诱发跌倒。

（2）病理因素

神经系统疾病、心血管系统疾病、各种眼疾、心理认知因素及其他都可影响机体的平衡功能、稳定性、协调性，导致神经反射时间延长和步态紊乱。

（3）药物因素

已知很多药物可以影响人的神志、精神、视觉、步态、平衡等方面而引起跌倒。可能引起跌倒的药物包括：1）精神类药物：抗抑郁药、抗焦虑药、催眠药等。2）心血管药物：抗高血压药、利尿剂、血管扩张药；3）其他：降糖药、非甾体类抗炎药、抗帕金森病药等。

（4）心理因素

沮丧、抑郁、焦虑、情绪不佳及其导致的与社会的隔离，均增加了老人跌倒的可能性。另外，害怕跌倒也使其行为能力降低，行动受到限制，从而影响步态和平衡能力而增加跌倒的危险。还有许多老人"不服老"，对自身能力估计过高，对危险认识不足或由于不愿意麻烦别人，对辅助工具多有排斥心理，增加了跌倒的风险。

2. 外因则为一些容易诱发跌倒的外部因素，包括：

①室外不平的路面、复杂的交通状况、环境光线不足等。②室内杂乱的环境、湿滑的地板、未固定好或高度不合适的的床和座椅、光线不充足等。

③穿着过长的衣裤，穿不合适的鞋子或鞋底不防滑。

如何预防老年人跌倒呢？

①让老年人提高自身的警觉性，在日常生活中提高对预防跌倒的重视程度。

②保持适当的体育锻炼，延缓中枢神经系统和骨骼肌肉系统的衰老。有条件的可对反应能力和平衡能力做针对性的训练。

③定期体检，排除心、脑血管疾病的风险。

④佩戴适当的眼镜以改善视力情况。

⑤避免单独外出，避免拥挤的环境，避免乘坐高速交通工具。

⑥改善家庭环境，规则摆放物品，增加室内照明，在容易滑倒的厨房、

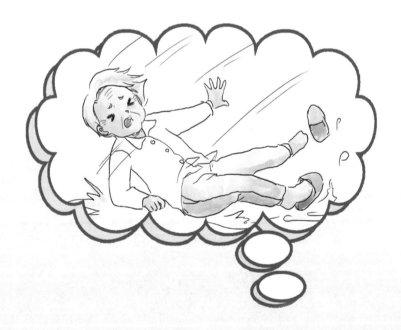

洗手间等处保持地面干燥或铺防滑垫。

⑦调整床、座椅、马桶、浴缸、楼梯的高度，有条件的可加装扶手。

⑧穿着宽松舒适的服装，保证鞋底防滑。

⑨一旦跌倒，应及时就医，切不可麻痹大意。

老年人一旦发生跌倒后我们应该做好哪些应急处理呢？

如老人意识清楚，询问老人跌倒情况及对跌倒过程是否有记忆。如不能记起，可能为晕厥或脑血管意外，应立即护送老人到医院诊治或拨打急救电话。询问是否有剧烈头痛或口角歪斜、言语不利、手脚无力等提示脑卒中的情况，如有，不可立即扶起老人，这会加重脑出血或脑缺血，使病情加重，应立即拨打急救电话。有外伤、出血，应立即止血、包扎并护送老人到医院进一步处理；查看有无提示骨折情形与腰、背部疼痛及大小便失禁等提示腰椎损害情形，不要随便搬动，以免加重病情，应立即拨打急救电话。如老人试图自行站起，可协助老人缓慢起立，坐、卧休息并观察，确认无碍后方可离开；如需搬动，应保证平稳，尽量平卧休息。

（张琼 潘德琳）

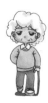

第二节　预防走失

我国的失智老人高达一千多万，这些老人是主要的高危走失人群，加之家人忙于工作，每当子女上班后，家里只剩老人孤单一人，有些老人出门溜达一下，忘记了回家的路，结果就走失了。

1. 老人走失的主要原因

（1）由于老年人记忆力，尤其是近期记忆明显减退，常常无法辨认时间、地点、人物，其定向力发生障碍，出现判断错误，迷失方向，发生走失现象。

（2）老人患有老年痴呆或精神疾病等，家人疏于照看。

（3）老人与家人发生矛盾，赌气离家出走。

（4）体谅子女工作辛苦，不愿给子女增加负担，老人在患有疾病或明知有风险的情况下，仍然决定并习惯独自出行。

2. 预防老人走失的措施

（1）利用通讯设备　最好给老人配备通讯设备，这样即使老人走丢也可立即用电话联系。若是患有老年痴呆症的老人，则最好在其衣服内里别上一个GPS定位器。

（2）将联系电话缝于老人衣服上或放置一张联系卡片　给老人做一张联系卡，写上家人联系电话、联系地址等，让老人随身携带。这样一来，如果有好心人看到了，就可以与家人联系了。

（3）最好请专人看护或求助于社区老人中心。

（4）如果老人不慎走失，一定要第一时间报警　要记得一点，老人走失，并不局限于"失踪24小时以上才能报警"的规定。所以一旦家里有老人走失，就应立即报警。

（5）登记并佩戴助老卡　某些地区有开通一些助老机构，只要老人已在机构登记，并佩戴有绿色助老卡，不论他走到哪，只要有人发现，拨打助老机构的电话，就可以快速查询到老人的家人联络方法。

（6）常回家看看 子女一定要常回家看看，多抽时间陪伴，缓解老人的孤独，感受家庭的温暖，避免出现老人"在家呆不住"的情况，以减少走失机率。

（7）远亲不如近邻 "刚刚看到老人往那边走了"，"老人说要去散散心"，当老人走失时，邻居的一句话也许会为家属寻找老人指明方向。

（张琼 潘德琳）

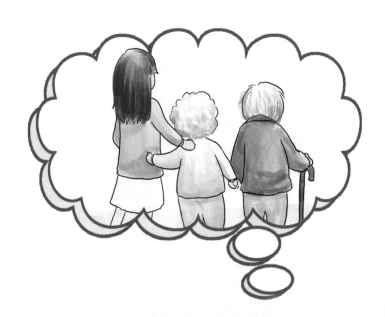

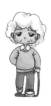

第三节 呛咳及窒息的预防与急救

1. 呛咳

呛咳是指吞咽时发生误吸，吸入的食物或液体刺激呼吸道，产生剧烈咳嗽的现象。呛咳是人体防止异物进入气道的本能，但是人到中年之后，因咽喉部肌群协调性收缩的能力的下降，到老年以后渐趋明显，以致有些老人进食或饮水时都会引起呛咳，甚至有可能形成吸入性肺炎。一些高龄老人体力衰退、免疫力下降，"吸入性肺炎"甚至可能成为生命终结的催命符。当然有些老人的呛咳与神经系统的病变如脑梗塞、帕金森病、阿尔茨海默病等相关。也有人患食道反流症，食物、胃液等会自食道中逆流而上，进入咽喉、误入气道等。多数老人的呛咳，是因参与吞咽动作的肌肉协调能力下降所致。

如何预防呛咳：

内容详见第二章第八节"预防进食呛咳"中的第三点。

2. 窒息

窒息是人体的呼吸过程由于某种原因受阻或异常，所产生的全身各器官组织缺氧，二氧化碳潴留而引起的组织细胞代谢障碍、功能紊乱和形态结构损伤的病理状态。常表现为呼吸极度困难、口唇、颜面青紫，心跳加快而微弱，病人处于昏迷或者半昏迷状态，紫绀明显，呼吸逐渐变慢而微弱，继而不规则，到呼吸停止，心跳随之减慢而停止，瞳孔散大，对光反射消失。引起窒息的原因有很多，主要包括机械性窒息、中毒性窒息与病理性窒息。

（1）机械性窒息

因机械作用引起的呼吸障碍，如堵塞呼吸孔道、压迫胸腹部以及患急性喉头水肿或食物吸入气管等造成的窒息。

（2）中毒性窒息

如一氧化碳中毒，大量的一氧化碳由呼吸道吸入肺，进入血液，与血红蛋白结合成碳氧血红蛋白，阻碍了氧与血红蛋白的结合与解离，导致组织

缺氧造成的窒息。

（3）病理性窒息

如溺水和肺炎等引起的呼吸面积的丧失。而造成老人窒息的原因主要是由于老人咽部感、知觉减退，协调功能不良，吞咽反射降低，减弱了防止异物进入气道的反射性动作，易造成食物误入气道，痰黏稠堵塞呼吸道等。

如何预防窒息：

①提醒老人吃饭时一定要精神集中，不做其他事情。

②吃饭时尽量不要与人聊天。

③不要在吃饭时看电视、听广播。

④吃饭时要保持身体向前微倾的坐姿，并且不要吃的过快。

⑤吃饭环境要安静、整洁。

⑥吃滑的食物，如果冻、葡萄等要放进嘴里，不要用吸的方式。

⑦吃完饭后漱口可防止食物残渣停留在口腔。

急救措施：可采用一种专门对付食物呛咳引起窒息的方法——海姆立克急救法。

（1）立即停止喂食，意识清醒的患者可采用立位或坐位，抢救者站在患者背后，用双臂环抱患者，一手握拳，将拳头的拇指一侧放在患者胸廓下和脐上（肚脐和肋骨之间）的腹部。另一只手的手掌压在拳头上，快速向上

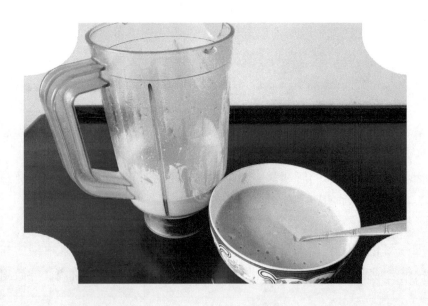

向里重击压迫患者的腹部，重复以上手法直至异物排出。

（2）昏迷倒地的患者采用仰卧位，抢救者骑跨在患者髋部按上法推压冲击脐上部位，这样冲击上腹部，等于突然增大了腹部的压力，可以抬高膈肌，使气道瞬间压力迅速加大，肺内空气被迫排出，可使阻塞气管的食物上移并驱出。

自救法，稍稍弯下腰去，靠在一固定的水平物体上（如桌子边缘、椅背、扶手栏杆等），以物体边缘压迫上腹部，快速向上冲击，直至异物排出。

（张琼　潘德琳）

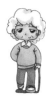

第四节 坠床的预防与应急处理

坠床是指从床上掉落在地上，在老年人群中发生尤为多见。

1. 造成老人坠床的因素

（1）生理因素：由于身体机能下降，小脑和前庭系统功能减退，出现重心改变，反应时间变长，导致平衡能力减退。同时骨骼、肌肉系统退化，导致老人的活动能力减退。动脉壁弹力下降，极易出现体位性低血压。听力、视力的减退，都可能增加坠床的风险。

（2）病理因素：老年人大多患有心血管系统疾病、肢体功能障碍、意识障碍、共济失调等。

（3）药物因素：镇静安眠药、抗抑郁药、降糖药、降压药、血管活性药、利尿剂等的副作用。

（4）环境因素：未选择合适的床，物品摆放不合理。

（5）心理因素：认知功能减退使老人反应变慢，不能精准地进行操作，动作缓慢。部分老人由于自尊心强，不愿寻求他人帮助，而自行上下床，导致坠床的发生。

（6）照顾不当：帮助老人翻身时防护不当、用力过猛，协助老人上下床时方法不当。

2. 如何预防老人坠床

（1）环境安全：房间内避免家具过多，为老人留出能够充分活动的区域。光线充足，物品摆放要以老人的生活习惯为主，易于拿取。

（2）选择床铺：可以选择有一定支撑力的床和床垫，以方便老人翻身并保证脊柱正直。床架高低要适当，方便老人上下床及自取床边日用品。有意识障碍的老人应加床档，睡眠中翻身幅度较大或身材高大的老人，应在床旁用椅子护挡。

（3）夜间安全：有服用安眠药的老人，应睡前在床上服用。夜间睡眠时可留一盏床头灯，方便老人起夜。夜尿较多或行动不便的老人，尽可能在床边解尿。高危老人夜间应有人陪护，发现老人睡近床缘时，要及时护挡，必要时把老人推向床中央，以防坠床。

3. 坠床后应急处理方法

当老人发生坠床时，家属切勿紧张，保持冷静。切勿移动或搬运老人，应就地对平卧老人进行初步检查，同时拨打120急救电话。检查老人头部和身体其他部位有无外伤，关节能否活动。观察老人的意识状态，有条件的话可测量生命体征。如老人无特殊情况发生，可让老人休息一下，再协助老人缓慢起立、坐、卧，休息并观察；如有外伤或出血，要进行初步包扎或止血；如有呕吐，将老人头部偏向一侧，清理口腔内的呕吐物，保持呼吸道通畅；如出现抽搐，应在身下垫软物，牙间放置硬物，以免舌咬伤，可按压人中穴；如出现心跳、呼吸暂停，应立即实施心肺复苏术。总之，无论老人伤重与否，都应立即就医进行进一步的检查和治疗。

（张琼　黄佳妮）

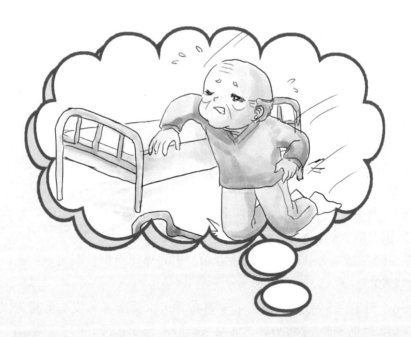

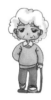

第五节 压力性损伤的预防与应急处理

压力性损伤（也就是我们俗称的褥疮），是由于局部组织长期受压，血液循环障碍，发生持续缺血、缺氧、营养不良而导致的组织破损和坏死。常见于长期卧床、生活不能自理、感觉运动障碍的老人。由于很多家属在照顾老人的过程中，对压力性损伤缺乏一定的了解和重视，因此老人会经常发生不同程度的褥疮。

1. 好发部位

尾椎骨、手肘部、脚后跟等骨头比较突出的部位受到的压力比较大，因此"骨头突出"的部位比较容易发生。仰卧位时好发于枕骨、肩胛部、肘部、脊椎体隆突处、骶部、足跟；侧卧位时好发于耳部、肩峰、肘部、髋部、膝关节内外侧、内外踝；俯卧位时好发于耳部、颊部、肩部、女性乳房、男性生殖器、髂脊、膝部、脚趾；坐位时好发于肘关节、臀部。

2. 压力性损伤的分期和处理

（1）Ⅰ期（早期）：皮肤完整，骨突处出现压红，压力去除30分钟后发红不退。此期可通过翻身、受压处减压，来避免压疮进一步往深处发展。

（2）Ⅱ期：部分皮层丧失直达真皮，表现为一开放性浅表溃疡，伴有红色伤口床，但无腐肉。此期注意减压，保持皮肤清洁，保护创面，防止感染发生。

（3）Ⅲ期：全层组织缺损，皮下脂肪可能呈现，但骨骼、肌腱或肌肉未见外露。此期注意减压，创面保护，定期换药，定期到医院就诊。

（4）Ⅳ期：全层组织缺损伴有骨、肌腱或肌肉外露，腐肉或焦痂可能存在于伤口床的某些部分，通常有潜行和窦道出现。此时治疗较困难，除加强翻身、减压措施外，还需要清洁创面、去除坏死组织、需定期换药、定期到医院就诊。

（5）可疑深部组织损伤：由于潜在软组织受压和（或）剪切力损伤，局部区域的皮肤颜色改变为紫色或暗紫色或有血疱形成。要去除病因，加强预防措施。

（6）不可分期或称难以分期压疮：全层组织缺损，而溃疡的基底被腐肉（黄色、棕褐色、灰色、绿色、或棕色）或焦痂（棕褐色、棕色或黑色）所覆盖。如焦痂是稳定的（干燥、粘附牢固、完整且无发红或波动感）可以做为身体自然的屏障，不应去除。

3. 如何预防压力性损伤

（1）观察皮肤：每天至少一次，尤其是对于那些局部已不再受压，而皮肤依然发红的部位，可采用减压措施，如软枕、翻身垫、水垫、气垫床及新型敷料如水胶体敷料或泡沫敷料等。

（2）保持皮肤干燥、清洁：当皮肤被汗液、大小便或引流液等弄湿后，要及时清洗干净。使用软毛巾、湿巾纸或者柔软棉布来清洁皮肤以减少对皮肤的损伤。润肤露、润肤油、皮肤保护膜、赛肤润或透明薄膜等可以避免皮肤直接接触到尿液、粪便或者伤口引流液。大小便失禁的老人骶尾部容易受潮，可在肛门周围的皮肤上涂擦皮肤保护剂。不可直接卧于橡胶单或者塑料布上。

（3）防止皮肤受损：

①避免摩擦，在更换体位时要完全抬空身子，不要拖、拉、拽，摩擦会磨去表层的皮肤并损伤到皮下的血管。对于长期卧床的老人，可在床上方放置吊架来协助抬空身子。皮肤保护膜可以减少摩擦造成的损伤。

②需要在床上解大便时，放置便器时动作要轻，防止损伤皮肤。

（4）间歇性解除压力，是预防和治疗压力性损伤最有效的方法。

①长期卧床的老人，需要至少2小时更换一次体位。照护者的指甲要剪短，避免擦伤皮肤。翻身后要观察受压部位的皮肤颜色、压痕、有无皮肤损伤。翻身后将床单、被褥、衣服整理好，做到平整、干燥和清洁。

②长期坐位休息，应每15~20分钟抬高臀部一次，每次抬空1分钟以上。

③如果没有病情限制，可让老人侧卧或床头抬高以不超过30°为宜，以防垂直性压力造成老人压力性损伤。

④使用防护垫，如软枕、水垫、三角垫、泡沫垫、翻身垫、气垫床或者其他减压垫支托老人，减轻压力，避免皮肤长期受压。骨头突出的部位以软枕或减压垫防护，使用软枕或脚圈悬空足跟，防止足跟受压。

（5）保持床铺清洁、平整、干燥，及时擦净汗液，注意保暖。

（6）增进全身营养：平衡饮食，每天进食足量的碳水化合物，（如米、面等），蛋白质（如肉、奶、蛋等），脂肪（如油），维生素（如各类蔬菜、水果等），以促进机体的康复和保持皮肤的健康。如不能进普通饮食，应与医生沟通适量使用营养补充剂。

（张琼　相晔）

压疮分期

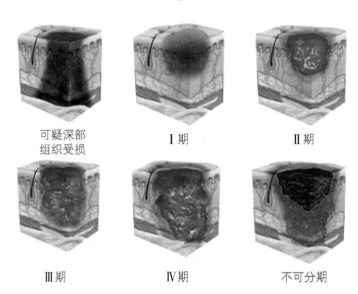

可疑深部组织受损　　Ⅰ期　　Ⅱ期

Ⅲ期　　Ⅳ期　　不可分期

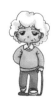

第六节　热水袋的使用及烫伤的紧急处理

　　老人使用热水袋时容易发生烫伤，主要是由于老年人皮肤厚度逐渐变薄，皮肤毛细血管减少，皮肤的体温调节功能逐渐下降，皮肤的神经末梢敏感性下降，对疼痛的回避反射减弱，感觉相对迟钝。特别是患有糖尿病周围神经病变、脉管炎、脑血管等疾病的老年人，温痛觉减退，水温过高就容易导致烫伤。家人或照护者对取暖用品使用不当，或未及时发现老人的异常情况，均可造成老人烫伤。

　　1.老人使用热水袋需注意以下几点

　　（1）使用前检查热水袋有无破漏，热水袋外面最好套一层防护套，把盖拧紧，防止水流出烫伤。

　　（2）最好别用开水，水温控制在50℃~70℃为宜，避免直接接触皮肤，放置在离脚旁10厘米处。

　　（3）放置时间不宜过长，可在睡前放入被子里，临睡前取出。

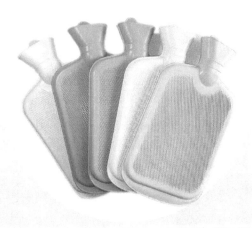

2.烫伤的应急处理

可根据烫伤程度、面积大小进行适当处理。

（1）Ⅰ度烫伤：只损伤皮肤表层，局部轻度红肿，无水泡，疼痛明显。应立即除去热源，将烫伤部位放在流动水下冲洗 15 ~ 30 分钟，之后可使用烫伤膏涂擦创面。

（2）Ⅱ度烫伤：真皮损伤，局部红肿疼痛，有大小不等的水泡。小水泡避免破损，让其自行吸收；大水泡可用消毒针刺破水泡边缘放水，涂上烫伤膏后包扎，松紧要适度。有严重污染者，应送到医院请医生彻底消毒、清洗创面。

（3）Ⅲ度烫伤：皮下脂肪、肌肉、骨骼都有损伤，呈灰或红褐色。此时应用干净布包住创面及时送往医院，切不可在创面上涂紫药水或膏类药物，以免掩盖病情，影响医生的病情观察与处理。

（张琼　相晔）

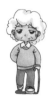

第七节　预防低温烫伤

低温烫伤又可称为低热烫伤，是因为皮肤长时间接触高于体温的低热物体而造成的烫伤。接触 70℃ 的温度持续 1 分钟，皮肤可能就会被烫伤；而当皮肤接触近 60℃ 的温度持续 5 分钟以上时，也有可能造成烫伤，这种烫伤就叫做低温烫伤。它和开水引起的烫伤和明火引起的烧伤不同，表面看起来烫伤面积可能不大，烫伤皮肤表面也没开水烫伤那么严重，但创面往往比较深，严重者甚至会造成深部组织坏死。尤其是老年人，由于肢体末梢神经循环不好，对热和痛的感觉迟钝，以致发生烫伤还不自觉。低温烫伤所导致的创面一般疼痛感不十分明显，仅在皮肤上出现红肿、水疱、脱皮或者发白的现象，不少老人都是烫伤到了很严重的程度才发现。因此，一旦出现以上症状，要及时就医。

低温烫伤的预防

（1）正确使用热水袋、暖宝宝、取暖器等各种保暖产品。热水袋、暖手宝之类的保暖品，最好裹条毛巾使用或选择外部加绒套。使用时不要灌入沸水，水不要灌太满，70% 左右即可。灌好后尽量排尽空气，拧紧盖子，确保不漏水。使用电热毯，温度不要设置过高，待被窝暖和后，应在上床前断掉电源。暖宝宝应隔着几层衣服使用。使用取暖器时，距离不要太近，也不要长时间对着身体的一个部位。定期检查家用保暖产品是否出现老化现象。

（2）很多人到了冬天喜欢用热水泡脚，虽有利于血液循环，但并不是温度越高、泡得时间越久越好，这样反而有害无益。泡脚的水温应以 30℃ ~ 40℃ 为宜，时间 15 分钟左右即可。糖尿病人的皮肤如果较长时间浸泡水后容易脱皮引发皮肤感染，如有冠心病、中风病史、神经病变、心功能不全、血管病变、静脉曲张、皮肤破损等不宜泡脚。

（3）使用电暖宝时需注意：充电时先插好连接线再接通电源，切忌边

充电边取暖，以防触电。充电期间人不得离开现场。充电完毕立即断电，不要让水流入电源插口内，否则造成电路短路，加热期间和加热后切勿拔取注水口塞子，以防烫伤。

（张琼　相晔）

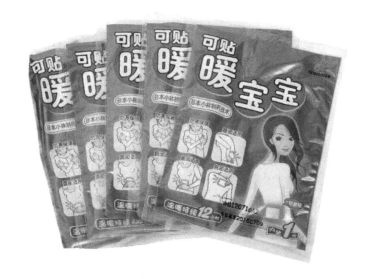

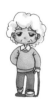

第八节　布置安全的居家环境

失智老人由于认知障碍，往往缺乏方向感，不知道自己在哪儿，不知道东西怎么用等等，在居家生活中存在很大的安全隐患。所以，给失智者营造一个安全、舒适、方便、温馨的居家环境就显得很重要了。由于记忆及认知出现了问题，过去熟悉的家让老人觉得陌生，所以必须根据他们的认知情况与行动能力，重新进行居家环境的评估与改造。最好从失智早期就着手布置，这样也可以让老人一起参与，提早适应新的居家环境。而随着失智病情的加重，老人的认知能力和身体机能也会逐步降低，届时就必须进一步调整环境来适应老人的需求。

1. 失智老人的居家环境

（1）善用各种提醒标识

标识宜醒目，色彩宜鲜艳。为了让老人分清家里的各个区域，扶手、门框、转弯处最好以不同颜色区分，尤其是对比色明显的更容易分清楚。常用的电灯、电器开关也要放大，以醒目的标记表示，方便老人寻找和使用。

（2）图文并茂，方便记忆

因认知能力受影响，张贴图片可以一目了然，方便老人完成日常活动。可在老人的房间贴上他的照片，让老人知道这是属于自己的房间；放衣服、裤子的柜子、抽屉，就贴上衣服、裤子的图片；厕所门上贴上马桶图片。

（3）布置简洁清爽，物品固定放置

浴室洗漱台上，最好只放置老人的牙刷、牙膏、口杯，以免东西太多反而让他糊涂或因分不清自己的东西而感到心烦意乱。把落地灯、小茶几、小凳子、落地花瓶等移走，腾出更多的空间让老人能够通行无阻。

家里的餐桌、沙发等不要轻易挪动位置，以免让老人感觉陌生。

（4）视觉上的要求

失智老人对不适当的照明或色彩容易产生混乱或亢奋，这不利于他们情绪和病情的控制。

①光线适度，不宜太强或太弱，避免阳光直射：可使用布窗帘隔绝一部分光线又不完全阻断光线，如果阳光能自然投射到房间，那么日照不但对身体有益，且适当的光照也能缓和日落症候群，减少老人失控的亢奋行为，并能帮助老人改善睡眠，规律作息。室内照明最好采用间接光，如让灯光照向天花板再均匀反射下来，这样的光线可减少阴影的产生。

②把镜子放置在不会产生反光的地方：对失智老人来说，不论是自然人影、物体阴影或叠影，都易引起他们的妄想、幻觉，造成情绪失控。

③安装小夜灯方便夜间行动：在失智老人的卧室及厕所门口、客厅都可以安装小夜灯，这样夜间老人起夜上厕所也不会害怕。也可以选择有调节亮度作用的台灯，方便按需调整亮度。白炽灯易产生热能、温度较高，且紫外线强，建议室内照明仍以荧光灯为宜。

④家居色彩以暖色调为宜：墙纸及家具的色彩、图案以简洁为上，墙面与地板可用对比色增加空间感，鲜明的色彩可以吸引老人的注意力。

（5）听觉上的要求：噪音不但容易影响老人的情绪，也会引起他们的幻听或妄想。有时，家人在老人卧室外谈话，老人听不真切或不理解就会误以为在说他的坏话，从而引起争吵等不必要的麻烦。

①减少噪音，避免环境干扰：为避免环境嘈杂，家中尽量加强门、窗及房间的隔音效果，将家人因生活作息不同，彼此受影响的可能性降到最低。

②卧室尽量远离热闹场所：热闹的马路、嘈杂的菜场或商店等都可能给老人的生活带来影响。老人的房门与其他房间的门最好不要对着，对开的房间不但容易引起老人的混淆，走错房间，还会影响到休息。

③尽量降低电器设备的声音：可在家中墙上放置隔音棉、用吸音材料包裹等方法降低噪音。家里的空调、冰箱、马达或时钟等机械设备，发出的噪音虽然低沉，也应设法降低。冰箱不要放在靠近老人卧室的位置，以防持续噪音影响到老人。

失能老人指的是部分或全部丧失生活自理能力的老年人。失能按照《日常生活活动能力量表》，包括"吃饭、穿衣、上下床、上厕所、室内走动和洗澡"6项指标，一到两项"做不了"的，可定义为"轻度失能"，三到四项"做不了"的，可定义为"中度失能"，五到六项"做不了"的，可定义为"重度失能"。对居室环境进行必要的无障碍改造，可有效减轻照料的强度，同时也有利于提高失能老人的生活品质和参与社会生活的能力。

2. 失能老人的居家环境

（1）厕所

失能老人起夜频率高，因此应尽量缩短与卧室间的距离，最好将卧室与厕所直接连通。

（2）洗漱台

高度应以高于地板75~80厘米为基准，最好可让老人坐椅子时胸部以上便可照到镜子，而且保证站立时也可照到镜子。针对使用轮椅的失能老人，使用的化妆柜确保洗漱下方拥有足够的空间，而避免膝盖和脚碰撞，化妆柜/盆的高度可以设定在约65厘米。水龙头采用单手柄混合型，日常使用洗脸用品放在洗漱台上，这样便于老人使用。

（3）浴室

浴室设计应考虑轮椅或淋浴椅可直接入浴缸或是直接淋浴。洗浴中若需护理照料，则应设置多个淋浴喷头，并设置在照护者方便使用的位置。淋浴水龙头应设计成较易握住且易操作的手柄。

（4）卧室

失能老人和同住家人的生活习性差别较大，应注意不宜打乱老人作息规律。年长失能老人腰腿行动十分不便，除了让老人卧床休息外，也应安排一定的时间在身体许可的情况下下床活动。因此，应对老人上床、轮椅回旋空间和护理区域进行安全一体化规划。床的高度不能太高或太低，以40~50厘米为宜；若老人使用轮椅，床面高度则需要与轮椅坐面高度齐平。床垫不易过软，以免老人起身困难，另外可以在床边设置扶手，便于起身时借力。老人夜间易发生尿频，避免去卫生间的路上发生失禁，可在床边设置移动坐便器。

（5）安装扶手

可在玄关、走廊、楼梯、浴室、卫生间等地方安装助力扶手。选择助力扶手安装的位置时，应考虑随着老人身体状况不断发生变化，扶手的位置也不断发生变化。助力扶手通常采用水平或垂直安装方式，水平安装高度距地面 75~80 厘米为宜。除浴室外，扶手应选用外覆触感温暖的木质或者合成树脂的芯材材质较佳。此外，还应考虑扶手外端可能会触碰腰或者挂住衣服袖口， 故应将扶手外端设计为向墙面弯的形状。

（6）铺设防滑缓冲地板

由于地板不防滑造成老人摔倒事故频繁发生，采用防滑缓冲地板，环保、防滑（尤其不要打蜡的类型）、质软（避免硬度过高，摔倒受伤）、隔音（避免打扰他人）、地暖功能、耐划痕（比如轮椅滚动）等，或"防滑型瓷砖"便可解决此类问题。

（7）换成推拉门

使用平开门，开关时身体会摆动，而使用推拉门则不会出现这种情况，它开关较为方便灵活，特别便于轮椅穿行。

（8）换装马桶

老人的如厕时间较长，久坐会使得腿脚无力，马桶旁边的扶手不仅仅给老人心理上的安全感，更使得在站立时省很多力，扶手的位置应设定在离马桶 15~30 厘米的墙壁上。具有温水洗净功能的便器，其操作装置开关按钮要方便按下，最好可采用远程操作方式。当下水道和净化设施不完备、无法使用马桶时，应选用附有座椅的辅助增高便座。

（9）预留轮椅回旋空间

应优先统筹考虑为轮椅及照护者活动空间进行预留设计，主要因为照护者通常并不是站在老人身后，而是在旁边半身错开进行护理。因此，应首先考虑走廊和门的幅宽，当使用辅助轮椅时，走廊的有效幅宽内距大于 78 厘米以上便可通行。对于可能需要搀扶步行或者使用轮椅，最好将走廊幅宽控制在 105 厘米以上。正对门使用辅助轮椅或者淋浴椅时，有效开口幅宽为 75 厘米便可保证通行。在使用标准电动轮椅时，还要考虑实际操作时所需空间，从而决定出入口和转角附近宽度。当然，为了确保更加方便通行，也可将房门拆卸掉。对于盲人和低视力的老人必须将门拆卸掉环并在扶手与开关处安装触摸语言提示装置。

电器、插座：杜绝电器线出现在地上，使用漏电保护插座等。开关的高度可以设置到 90~100 厘米（标准 120 厘米）。有充足的照明，并安装睡眠灯。

（张琼　黄婉珠）

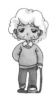

第九节　床椅转移注意安全

很多老人因疾病和机体功能的退化，部分或完全丧失了自理能力，无法正常的进行肢体运动，或因照护者力量不足等原因，造成失能老人长期卧床不起，从而引发多种并发症。如何提高老人的生活质量，让老人生活得舒适和有尊严，成功地为老人进行安全移位，这就需要照护者掌握一定的移位技巧。下面将介绍几种安全进行床椅转移的方法。

1. 从床到轮椅的移动

第1步：跟老人介绍接下来要做的内容，获得同意。

第2步：照护者将轮椅靠近老人健侧的小腿，如果脚踏板部分拆不掉，尽量控制老人健侧小腿与床夹缝的角度。轮椅与床之间的夹角是15°～20°，简称斜方接近法。

第3步：通过语言引导，站在老人的患侧保护，按照站立时，先头部前倾、弯腰，再腰部直起、站起的方法，慢慢直起，协助老人完成。

第4步：在站起过程中，健侧的膝盖尽量使劲、蹬直，整个人站起之后，以健侧的脚后跟为轴转动自己的脚，顺带连带整个身体移动，转动腰部，通过照护者的辅助，转到轮椅方向。

第5步：照护者提前帮助老人确认是否转到正对着轮椅的位置，帮助老人慢慢地坐到轮椅上。

第6步：很多情况下，老人只坐在轮椅的一半甚至更浅的位置，容易滑下来，需要照护者协助他们坐的更深、更稳定，避免意外。老人可以用健侧的手握住轮椅的扶手，撑起健侧的臀部向后靠。不建议从老人的腋下穿过两只手向后拽，一是可能伤到皮肤，二是不利于保护。可以老人健侧的臀部为轴，身体倾向健侧，照护者用手推患侧臀部，帮助向座椅深处移动，不用抬不用搬，老人也不会产生任何不适。

第 7 步：老人完全坐好后，放好脚踏板，可以尝试让他用健侧的脚把患侧部分的脚踏板放下来，如不行再帮忙。

第 8 步：完成整个动作后，再次确认老人的身体状况和精神状态。

需要注意的事项：

（1）尽量不要让老人患侧膝盖打折的位置紧靠着床垫，那样不好移动，最好是挪一边身体，用手扶另一侧的臀部，向前使一点力，交错进行两次，就会靠近床边。一定要帮老人完成患侧收脚的动作。

（2）照护者站在老人的患侧，帮助支撑他的上半身，为了防止因为膝盖力量不够导致站不稳，照护者尽量用自己的膝盖顶住患侧的膝盖，起到保护作用，同样脚尖也需要用小腿顶住。注意一定要帮助老人完成哈腰、站起的流线，只是水平移动，无论对于老人的身心和照护者的身体都是有损伤的。

（3）老人臀部抬起，要确认其腿部、膝盖跟着伸直了，站稳之后再旋转。

（4）确认老人旋转的位置、角度都没有问题之后，慢慢帮助他坐下，确认患侧的膝盖、腿有无问题，保持坐姿平衡稳定。

（5）确认老人是否坐稳，位置是否合适，确保安全。

2. 从轮椅到床的移动

第 1 步：跟老人确认接下来的动作，获得同意。

第 2 步：健侧靠近床，床和轮椅之间的夹角是 15~20 度，斜方接近法。

第 3 步：用健侧的上肢扶着床边或者抓握床侧向的扶手，照护者站在患侧，膝盖和脚内侧支撑住他的膝盖和脚前尖，辅助他挺腰站起。

第 4 步：确认老人膝盖蹬直，身体站直，以健侧脚后跟为轴，靠腰部力量转动整个身体，照护者从旁辅助。

第 5 步：旋转到位以后，帮助老人慢慢地坐下去，确认好坐姿。

第 6 步：确认老人在床上的坐姿位置是否合适，是否稳定。移动完成之后，确认他的身体状况、精神状态有没有异常，再进行下一步。

需要注意的事项：

（1）一定要让老人往前一点坐，照护者用外侧脚、膝盖去抵住老人患侧的膝盖和脚，防止侧滑，完成鞠躬、弯身、站起的过程。照护者跟老人的

147

重心尽量贴合，保持稳定性，不至于向前或者向后仰倒。

（2）移动到床上时，照护者一定要和老人一起慢慢坐下，并查看老人的坐姿是不是稳定。

安全移动的关键：

（1）动作要缓慢。

（2）轮椅与床的正确角度。

（3）手刹要刹牢。

（4）脚踏板要竖起。

（张琼　黄婉珠）

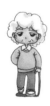

第十节　家庭照护的技巧

照顾长期卧床的老人,不是一朝一夕的事情,往往需要耗费极大的体力。作为照护者,灵活运用人体力学来进行活动,能够有效减少体力的消耗,省去不必要的动作,避免由于长期工作负担引起的腰肌劳损,也让老人更舒适。

1. 老人照护中利用人体力学的基本原则

(1)重心越低,越稳定:当我们在协助老人进行移位时,如果我们把自己和老人的重心降低,移动时会更加稳定,不容易被老人的力量牵着走。所以,我们在协助老人移动时,需要稍微蹲下些身体,让我们自己的重心降低。

(2)支撑面越大,越稳定:如果我们想要更容易地移动老人,那我们就尽量缩小老人与床/椅子的接触面积。接触面积越小,摩擦力也会越小,我们需要用的力量就会小很多。比如在协助翻身时,若让老人双手抱于胸前,腿蜷起来,我们再协助其翻身,会非常省力,因为当他与床的接触面积缩至最小时,他的位置最容易被改变。

(3)杠杆原理:杠杆原理告诉我们,在做相对运动时,双方重心越靠近,用的力量越小。所以我们在搬动老人时,当我们和老人靠得更近时,我们所需要使用到的力量也会最小最省力。

2. 节力要点

(1)尽量扩大支撑身体重心的面积。

(2)尽量降低身体重心。

(3)尽量用力时靠近身体重心。

(4)尽量水平移动重心。

(5)尽量使用杠杆原理。

(6)老人尽量将身体紧缩。

（7）尽量使用大腿、胸部、上臂等力量较大的肌肉群。

（8）尽量利用周围空间提高效率。

（张琼　周佳妮）

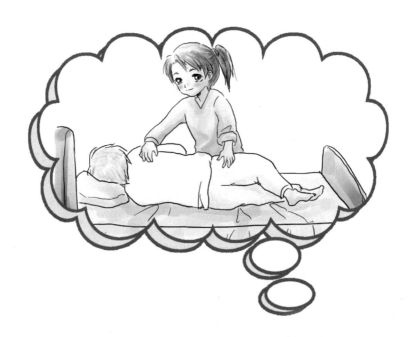

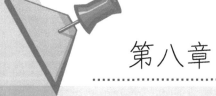

第八章

居家环境

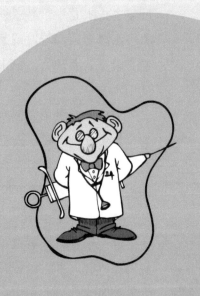

让我们一起照护好家里的**老小孩**

第一节　水、电、煤的安全管理

对于家中有失智老人的家庭，家中水、电、煤的安全是很重要的。先来说一下用电安全，一般来讲，家有失智、失能老人的家庭都需要更换成有保护功能的安全插座，并尽量不摆放在明处，尤其尽量让家电远离水源，防止老人因为喝水、洗手等行为发生漏电伤害。

家中的电闸要采用有保险开关的，保证短路后立刻断电。各种家电，平时未使用时应拔下插头，断电。卫生间要使用带防溅盖板的开关插座，防止潮气、水汽进入。不要将接线板裸露在地面，有些失智老人搞不清方位，不小心将水撒到接线板容易导致短路，这也是一个严重的危险因素。

由于老人家庭装修设备存在老化现象，建议家庭安装漏电保护器，简称漏电开关，又叫漏电断路器，主要是用来在设备发生漏电故障时以及对有致命危险的人身触电保护，具有过载或短路保护功能。

有失智、失能老人的家庭水的管理也是非常重要的，有些失智老人会反复去拧水龙头，潜意识里担心水龙头没关紧，但往往会导致水龙头大开，家中水漫金山。若发现家中老人有反复拧水龙头的习惯，可以在水龙头上加锁，阻止老人开关，家中暂时无人时，也可以将水表总开关暂时关闭，以保证用水安全。

有时老人正在家中烧食物，听到电话铃响，老人接了电话忘了煤气上的食物，这就需要子女平日多提醒老人养成一旦离开灶台必须关闭煤气的习惯，子女打电话来时，也可问一下老人，您在干嘛？如果正在烧煮食物，立即提醒她关闭煤气，再来听电话。

家里要安装灶具安全罩，可以避免老人自行开关煤气开关，同时安装一个煤气报警机械装置，当燃气泄漏报警时，它可以自动关闭入户总阀，彻底切断气源。平时经常开窗通风，保持室内良好的空气流通。灶具连接橡胶管容易老化，一般使用年限为 18 个月，应经常进行检查，如果发现胶管变硬、龟裂、鼓泡等现象必须更换。日常生活中可以用毛刷沾肥皂水检验管道接口阀门等部位查看胶管是否老化，管卡是否脱落，有无漏气现象，也可在家中安装一氧化碳报警器，浓度超标时及时报警，确保安全。

（李慧漪 苏伟）

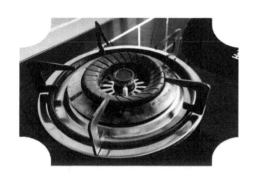

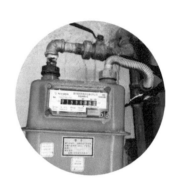

第二节　房门钥匙的安全管理

　　不少老人可能都有过出门忘带钥匙的经历，最常见的办法是找开锁公司的人来帮忙，但对于老人来说，找人帮忙、等待的过程都会让老人感到焦虑，这笔费用也是一个小小的负担，特别是独居老人找个陌生人来开门，可能存在安全隐患。对于忘带钥匙回不了家的状况，老年人可以在离自己最近的子女家里存一把备用钥匙，子女们可以在老人的手机里存上自己的电话号码，一些老人手机可以用代码表示，老人只要按一下就能联络到自己的子女，也可以把备用钥匙放在信任的邻居家中或附近亲戚的家中。

　　有时老人听到门铃响，去开个门、拿个快递也可能导致门在身后关上，如果这时煤气灶上还做着菜，那就非常危险了。对于这些意外情况，只能防患于未然。老人独自在家，可以将钥匙时时挂在脖子上，也可以用智能门锁，有密码锁、指纹锁，对于记不住密码的老人按一下手指就能开锁，避免了被锁门外的危险。

（李慧漪　苏伟）

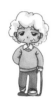

第三节　提防诈骗电话

人一旦上了年纪，思维反应就会逐渐迟缓，许多犯罪分子恰恰利用老年人的这一弱点，进行行骗，常见的骗术有：

（1）犯罪分子常冒充公安机关、社保局、电信、银行工作人员等，以各种手段先将老人震慑住，再通过成员间的分工、角色扮演，最后将受骗者转给一个"办案人员"，会向受骗者提供一个所谓的安全账户。

（2）犯罪分子利用特殊计算机软件，模拟电话号码，冒充亲人或朋友，谎称自己生病或车祸住院，甚至遭绑架等，要求汇款到指定账户救急。

（3）犯罪分子会冒充学校老师，谎称受骗者的孙子或孙女在学校出了意外，现在送医院急需钱，要求转账。

（4）犯罪分子会电话或短信告知"您有一笔养老金（或抚恤金）未领取，请到 XX 银行自助设备进行操作领取"，利用老年人对电子设备不熟悉的特点，犯罪分子会电话指导受骗者将钱转入陌生账户。

公安机关在破获各类诈骗案件中发现，诈骗分子无论是花言巧语还是恐吓威胁，犯案的手法再怎么翻新，他们的最终目标就是"钱"，所以提醒各位老年人，不要轻信来历不明的电话或短信，不要轻易透露自己的身份证和银行卡信息，如有疑问及时向子女或亲朋好友询问、核实，必要时拨打公安机关电话。

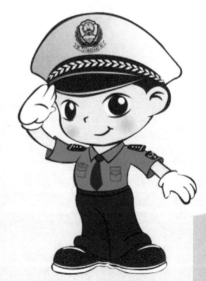

犯罪分子无孔不入，老年人该如何防范？

警方提醒：

（1）要经常读书看报，开阔自己的视野，尤其多关心一些法制栏目的文章和节目，从

155

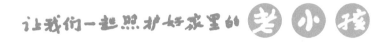
别人的上当受骗经历中吸取教训，了解各种诈骗手法，提高警惕，加强对诈骗伎俩的识别能力。

（2）要克服贪欲的心理，打消"用小钱换大钱"或"不劳而获"的念头，世上没有天上掉馅饼的好事，要看好自己的钱袋子。

（3）凡要动钱时，不要相信骗子那些"不要告诉任何人"的鬼话，自己拿不定主意时，问问老伴，问问自己的孩子，甚至于邻居，必要时报警。

（4）远离可疑人员，不要和"陌生人"过于亲热，以免上当受骗。

（5）要与老人多沟通，关心老人的经济状况，有不明支出的时候及时询问，以免上当受骗。

（吴凌　苏伟）

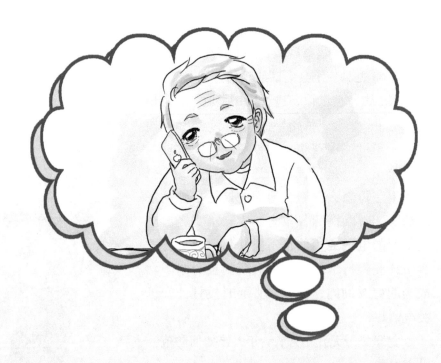

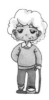

第四节 卫生间的安全设施

对于老年人来说，卫生间是他们使用频率非常高的空间，需要花更多心思布置。

（1）随着年纪越来越大，老人的肾脏功能变弱，会有尿频尿急的症状，卫生间位置离卧室越近越方便；卫生间的面积在考虑轮椅老人进出的同时，还要考虑可能有护理者协助操作；空间应加大，卫生间洁具应使用白色，易于随时发现老年人的某些病变。

（2）对于行动不便的老年人可以选择淋浴，最好在浴室内放一个淋浴凳或沿墙设置一个可折叠的座椅。浴室地面一定要选择防滑材料，可选用小块马赛克铺贴地面，还可以选择防滑垫，将其放置在浴室内、洗面盆下方、浴室门口等处。

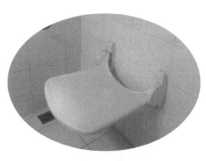

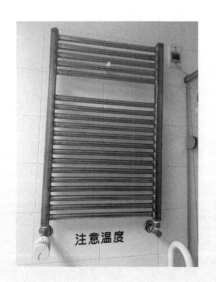

注意温度

（3）老人身体抵抗力弱，冬天洗澡最容易受凉感冒，浴室内应备有暖气设备，但是温度要控制好，不要太热，以免导致出汗和血压升高，冷热水龙头使用时忽冷忽热，老人难以调节，在经济条件允许的情况下选用恒温龙头。如浴室与其他房间温差太大也容易感冒。

（4）墙壁的辅助扶手也是很有必要的，它是老人的好帮手，一般可以选用防水材质，可以安装在浴室内、马桶旁与洗面盆两侧，这样可以令行动不便的老人生

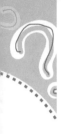

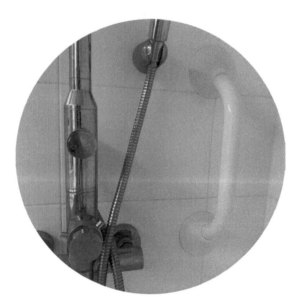

活更自如。

（5）老人使用的厕所门最好向外打开的设计，因为老人万一在厕所出现意外，外面的人员可以在短时间内实施救助。

（吴凌 苏伟）

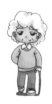

第五节　居家无障碍

居室的无障碍化，能更好地为老年人提供居家照护。

1. 行走无障碍

在玄关、走廊、浴室和卫生间安装助力扶手是居室环境改造的主要内容之一。助力扶手位置安装时，应考虑老年人身体状况不断发生变化，他们方便使用扶手的位置也在不断发生变化。为应对这种扶手位置变化因素，应加固墙面基底。

因地板打滑造成老年人摔倒的事故时有发生，因此老年人居室在选择地板材料时要考虑防滑性和缓冲弹性，防止或减少老年人摔倒导致伤残的风险。一般采用复合地板比较多见，特别是软木地板使用效果较好。但是，表面软木材质如果只有 1 毫米厚缓冲效果不够，因此它至少需要 3 毫米厚。室

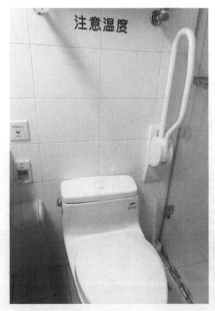

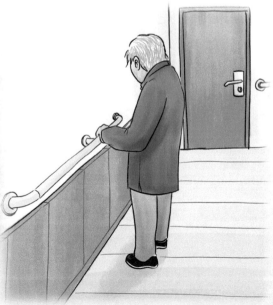

159

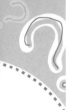

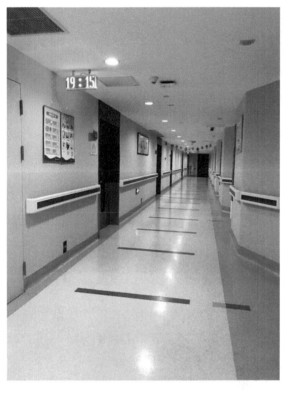

内墙体阳角部位应做小圆角或切角，地面装饰材料应平整、防滑。沿墙脚宜设 350 毫米高防撞踢脚。

2. 起居无障碍

人身体机能的衰退，需要考虑更换为适合老化的家具。室内家具、装饰的棱角需要防撞设计。同时要布局合理，有方便的活动空间。椅子要以是否容易起坐、是否舒适、是否容易清扫为中心来考虑。在考虑易起坐时，需要通过椅子的形状、坐面的高度、坐面的硬度、有无扶手以及稳定性等因素综合判断。桌子不仅要考虑到高度，还要考虑桌板的厚度是否会挡住椅子及轮椅的扶手，需要确认桌脚是否会挡住椅子与轮椅。对老年人来说，居室使用推拉门的效果较好。推拉门

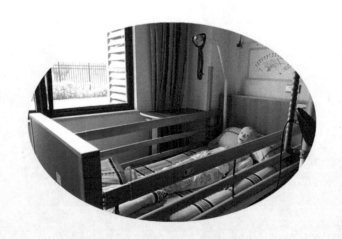

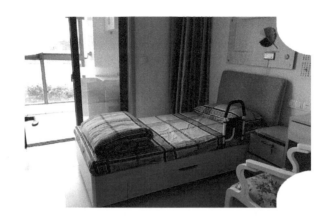

开关较为方便灵活，特别便于轮椅穿行，条件允许还可将门换成自动门，则效果更佳。

3. 空间无障碍

空间设计内容详见第七章第八节：布置安全的居家环境。老年人通常会有寂寞感，所以尽量将卧室和客厅设置成相邻的位置。但是如果老年人和同住的家人的生活作息时间习惯有很大差异时，最好注意不要打乱老年人的生活规律。

（高冰馨　苏伟）

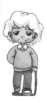

第六节　居家温度湿度

　　体温恒定是机体进行新陈代谢和生命活动的必要条件。人到老年，体温调节中枢的功能明显减退，老年人对高温和低温环境的耐受力也有限，据研究显示健康老年男性和女性的体温较健康青年男性和女性低 0.4℃。而湿度的调节对老年健康也是密切相关的，因此居室内温湿度的设置就显得十分重要。

　　1.居室温度

　　室温过高，人会因散热不良而引起体温升高，血管扩张，脉搏加快，情绪烦躁，出汗，血容量减少，甚至发生循环障碍；室温过低，血液会从皮肤流向内脏，周身寒战，以及必须用力收缩才能保持身体温暖，增加心脏负担，对老年人尤为不利。老年人的居室要特别注意室温恒定，避免忽高忽低。在正常情况下，夏季居室温度以 23℃~28℃为宜，冬季居室温度以 16℃~20℃为宜。

　　2.居室湿度

　　夏天室内湿度超过 80% 时，人体散热会受到抑制，使人感到十分闷热，情绪烦躁。冬天室内湿度过大时，会加速热传导，使人感觉阴冷，精神抑郁。室内湿度低于 30% 时，上呼吸道粘膜的水分就会大量丧失，人会感到口干舌燥，咽喉肿痛，声音嘶哑，还容易患感冒。老年人的居室要保持一定的湿度，一般以 30%~50% 为宜。

　　3.居室绿化

　　老年人的居室要空气新鲜，合理摆

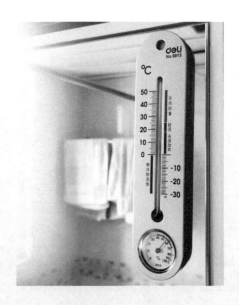

放绿色植物。可在阳台或室内摆放几盆花卉，如芦荟、常春藤、绿萝等，可以起到净化空气的作用，并且能释放更多的氧气，还能点缀环境，给人以浓厚的生活气息，使居室内外充满生机和活力，对老年人的身心健康起到良好的促进作用。

（高冰馨 苏伟）

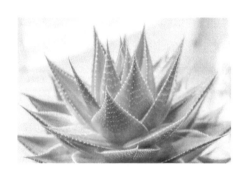

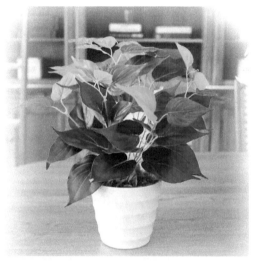

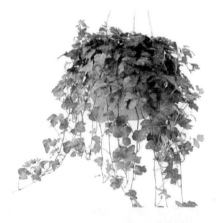

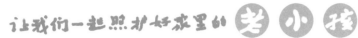

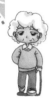

第七节　居室的通风与采光

居室是人们日常起居生活最主要的场所，与居住者的健康有着密切的关系，空气的流通可以调节室内温湿度，增加空气中的含氧量，降低二氧化碳浓度和微生物的密度，居室空气清新、温湿度适宜，使人精神焕发，对预防疾病有很大的裨益。怎样保证居室正确的通风呢？

1. 根据房间条件及环境气候变化情况灵活开窗通风

一般情况夏天窗口要经常打开，通风换气，狂风暴雨时窗户暂时关上，风停雨止之后再及时打开。冬天因为寒冷大部分人拒绝开窗，导致室内空气污浊，造成病菌传播，影响健康。冬天至少每日 2~3 次，每次 15~30 分钟

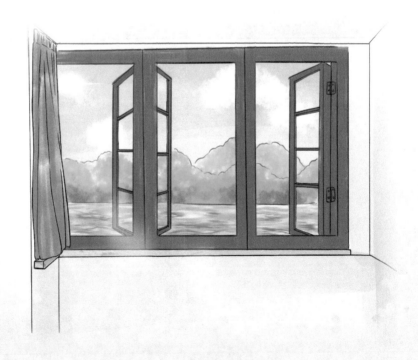

开窗换气。地处城市商业、交通繁华地区的居民，人流量大、汽车尾气大量排放等会导致空气质量下降，开窗通风的时间应尽量选择空气污染较轻，含氧量高的时段，最佳时间为上午 10 时左右和下午 2 时左右。

2. 要及时清除污物及不良气味

垃圾应及时倾倒避免堆积产生异味；烹饪时打开抽油烟机的同时厨房窗户也要打开补充新鲜空气；卫生间空间相对较小，应安装独立的排风扇加强通风换气；为了净化室内空气，保护人体健康，避免在室内吸烟。居室采光是指室内能得到的自然光线。阳光，是万物生长不可缺少的自然物质，它具有调节温度、湿度，清洁环境，净化空气，杀灭病原微生物等作用。适当的"阳光浴"可以增强人的体质，有助于人体对钙的吸收，尤其是冬季的阳光，使人感觉温暖舒适。一天的日照要确保在 3 个小时以上， 窗户的有效面积和房间的地面面积之比约 1:7。但必须注意：阳光不宜直射眼睛，以免引起目眩；午睡时宜用窗帘遮挡阳光，以免影响午休的质量。自然采光受到建筑结构、环境、时间和天气等制约，不能完全符合人的意愿， 会出现规律（夜间）或不规律（阴雨天）的采光不足，要维持正常的采光条件可通过人工照明来弥补自然采光的不足。

（吴小丽　苏伟）

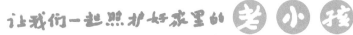

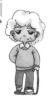

第八节　营造安全温馨的家居环境

　　失智、失能老人由于认知障碍，往往缺乏方向感，不知道自己在哪儿，居家生活中存在很大的安全隐患，所以给失智者营造一个安全舒适、方便温馨的居家环境尤为重要。

　　在失智早期，尽管失智、失能老人会造成家人照顾的负担，干扰到家人的生活，但多数家庭仍不忍心将其送到专业机构，更愿意贴心地把他们留在熟悉的家庭环境里生活，由于记忆及认知出现了问题，过去熟悉的家让老人觉得陌生，所以必须根据他们的认知情况与行动能力重新进行居家环境评估与改造。最好从失智早期就着手布置，这样也可以让老人一起参与，提早适应新的居家环境，随着失智病情的加重，他的认知能力和身体机能也会逐步降低，必须进一步调整环境来适应他的需求。

　　1.失智、失能老人的居家环境

　　可以充分利用小提示记录备忘，失智早期就可以鼓励老人使用，把要做的事记在小纸条上，把完成一些日常小事的步骤贴在墙上。

　　如在厕所抽水马桶边粘贴上厕所的步骤：拉下裤子—坐马桶—大小便后拉厕纸—擦屁股—扔厕纸—穿好裤子—冲水—洗手；在漱洗盆旁边粘贴刷牙步骤：拿起牙刷—挤牙膏—刷牙—口杯接水—漱口。这些看似平常的小提示，对失智、失能老人而言，都是一种必要的重复训练。疾病让老人不断地遗忘，今天他学会了刷牙，可能明天又要重新开始学习。其他的居家环境布置内容详见第七章第八节：布置安全的居家环境。

　　2.居家环境在视觉上的要求

　　老年人的视力会退化，部分颜色辨识困难。失智老人对不适当的照明和色彩更容易产生混乱或亢奋，这不利于他们情绪和病情的控制。解决的办法是从改善家中照明、光线及色彩着手。

　　（1）光线适度不宜太强或太弱

避免阳光直射，可使用布窗帘，隔绝一部分光线又不完全阻断光线，居家环境中不论是自然光或人工照明对失智老人而言都是非常重要的康复因素，能缓和日落症候群，减少他们失控的亢奋行为，并能帮助老人改善睡眠规律作息。室内照明最好采用间接光，如让灯光照向天花板再均匀反射下来，这样的光线可减少阴影的产生。

（2）把镜子放置在不会产生反光的地方对失智、失能老人来说，不论是自然人影、物体阴影或蝶影，都易引起他们的妄想、幻觉，造成情绪失控。

（3）安装小夜灯方便夜间行动

在失智老人的卧室、客厅及厕所门口，都可以安装小夜灯，这样夜间老人起夜上厕所也不会害怕，也可以选择有调节亮度作用的台灯，方便按需调整亮度。灯泡的选择也有学问，白炽灯易产生热能、温度较高且紫外线强，建议室内照明仍以荧光灯为宜。

（4）家居色彩以暖色调为宜

墙纸及家具的色彩、图案以简洁为宜，墙面与地板可用对比色增加空间感，鲜明的色彩可以吸引老人的注意力。如果不知如何正确地帮助失智老人选择家具及颜色，建议不妨在家先行测试，分别在白天有充足的自然光线时及晚上打开灯后戴上浅黄色镜片的眼镜如太阳镜，模拟失智老人眼中的颜色变化，依次布置家居环境和色彩符合老人的需要。

3.居家环境在听觉上的要求

噪音不但容易影响他们的情绪，也会引起他们的幻听或妄想。有时，家人在老人卧室外谈话，老人听不真切或不理解，就会误以为在说他的坏话，从而引起争吵等不必要的麻烦。

（1）减少噪音，避免环境干扰

为避免环境嘈杂，家中尽量加强门、窗及房间的隔音效果，将家人因生活作息不同，彼此受影响的可能性降到最低。

（2）卧室尽量远离热闹场所

热闹的马路、嘈杂的菜场、商店等都可能给老人的生活带来影响。老

人的房门与其他房间的门最好不要对着，对开的房间不但容易引起老人的混淆，走错房间，还会影响到他的休息。

（3）尽量降低电气设备的声音

家中墙上放置隔音棉、用吸音材料包裹等方法降低噪音。家里的空调、冰箱或时钟等机械设备发出的噪音虽然低沉，也应设法降低，不要放在靠近老人卧室的位置，以防持续噪音影响到老人。

（林佳 苏伟）

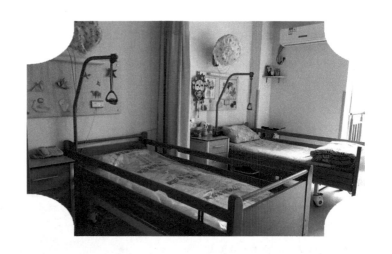

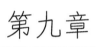

第九章

正确衣着

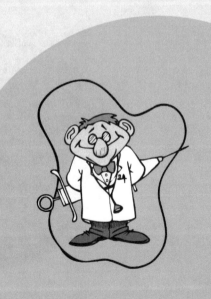

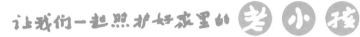

第一节　舒适方便的衣着

　　老年人衣着服饰的选择，应以"暖、轻、软、宽大、简单"为原则。款式上应选择选择上衣、裙子、裤子等上下分开的衣物。选择宽松、稍大一号的衣物。尽量选择开襟上衣，不要套头衣服，扣子要大一些，拉链等要换成尼龙黏链。面料上应根据季节的不同，考虑吸湿性、通气性、保温性。在衣服选择上还因禁忌以下几点：忌领口紧、忌领高、忌腰口紧、忌袜口紧。由于老年人皮肤干燥，皮屑增多，在面料上应该选择全棉，避免化纤材质，因为化纤材质的衣物可引起静电刺激皮肤。

　　根据季节变化选择合适的衣着。在春秋季节气候忽冷忽热，所以在选择衣料时首先要选择有一定的保暖性而又要柔软透气吸汗的衣料，如纯棉、纯丝绸的料子。款式上可以选择休闲运动装，行动方便，外出时冲锋衣是不

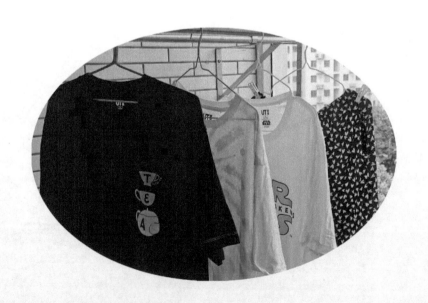

错的选择，即保暖又抗风防雨。比如在活动时需要脱去外套但又怕着凉时可以选择穿一件轻便又保暖的羽绒马夹，即保暖了身体又不妨碍双上肢的活动。在夏季应选择那些吸汗力强， 通气性好，易散热的面料。如丝绸不易与皮肤紧贴，易于散热，在夏季穿最合适。袜子上避免选择丝袜，而是选择棉质袜子。市场上也有比较松的老人袜供应，可以避免袜口太紧时老人的脚踝造成压力。在冬季应选择那些保暖性好容易穿脱的衣裤，由于冬天的棉裤较重，易下坠，最好做成背带式。针对那些长期卧床、失智、失能、大小便失禁老人在衣着上我们也可以对衣着进行改良，在裤子的两个裤腿上安装拉链，方便更换。还可以选择裤裆有开口的裤子，以便更换尿不湿。

（朱丹　罗菁）

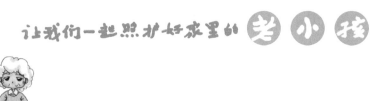

第二节　贴身衣物的选择

　　内衣和内裤面料要柔软舒适，最好是纯棉材质的。尽量避免穿化纤衣服，因为化纤内衣带静电、对皮肤有刺激性，容易引起老年人皮肤瘙痒。在款式上要选择领口较低、宽大的内衣，穿脱方便。例如老年女性可选择前扣背心式内衣和大裤衩，老年男性可以选择全棉宽松平角裤。衣服款式要适当宽松，衣服造型简单，没有过多的装饰设计。可以选择和尚服，穿脱方便。

（朱丹　罗菁）

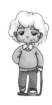

第三节　着装是否合适

　　失智、失能老人的感知能力是非常差的，可以说他们是无法判断自己的着装是否适合，再加上老年人的末梢循环差，在判断上也增加了难度。往往很多人通过触摸老年人的手心及脚心来判断着装是否温暖，如果很温暖说明不冷。但在冬季，露在外面的四肢并不能准确传达真正的体温，这个时候可以摸摸肚皮，如果是热的说明着装是温暖的。还可以触摸老年人的脖颈及后背来判断着装是否温暖，后背温暖干燥说明穿的正好。还可以观察患者的行为举止有无缩手缩脚、瑟瑟发抖，蜷着身子等来判断。现在也有很多软件可以测试人体的体表温度来判断着装是否温暖。在室内还有一个常见的规则是你可以根据自己的舒适度来判断。还可以看看面颊，面色红润表示穿着合适，如穿的少，体温降低，令面色发白或青紫。还可以摸摸鼻子，在室外时，鼻子是温暖的，则表示不冷，反之就有些冷了。

（朱丹　罗菁）

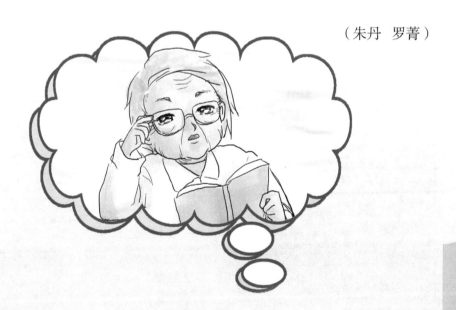

173

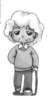

第四节 选择合适的鞋袜

当下十分流行一个词——"个性化定制"，失智、失能的老年人鞋袜也需要"个性化定制"。

1.鞋的选择

（1）大小合适，鞋底平坦带有纹理，后跟最后部分斜面设计，鞋后圈较高，选用坚固材料制作的鞋。

（2）鞋底平坦带有纹理，走路时能够起到防滑和缓冲的作用。

（3）鞋后跟有一定厚度，一般厚度在 1.5~2 厘米，这有利于老年人在行走时向前推进。

（4）鞋后圈较高，有利于对踝部进行支撑和包裹，预防踝部扭伤的发生。

（5）鞋后跟的斜面设计，可以增加鞋子与地面的接触面积，增加摩擦力，从而提高鞋子的稳定性。

2.袜子的选择

（1）宜选择全棉的材质。夏天选择薄款，有利于透气排湿。冬天选择厚款，有利于保暖。

（2）在选择购买袜子时，圈口部分需要特别注意哦！因为老年人的末梢感受退化，失智、失能老人尤为甚者。袜口过松，起不到固定作用。袜口过紧，会导致下肢血液循环不畅。怎样判断袜口松紧正合适呢？以袜子能固定在踝部或腿部，脱下袜子后不留下压痕或勒痕为宜。

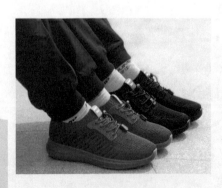

（顾沈燕 罗菁）

174

第十章

安全出行

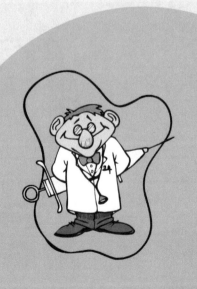

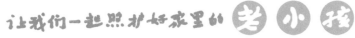

第一节　加强安全意识

当失智、失能老人和家属对于安全的重要性有了正确的认识，那安全意识自然而然就会加强。而对于某些相对专业领域，还是需要专业人士来完成，这样更具说服力和可信性。在信息飞速发展的当下，推广相关知识和实施教育，已经不局限于一种途径了。

（1）通过发放传单、手册和相关书籍。

（2）在养老机构、学校、社区、日间养护所、职场等地开设讲座和课程。

（3）在社区、日间养护所、养老机构、老年人集中活动地方播放相关记录片和电影等。如《昨日的记忆》《被遗忘的时光》《迷路》等等。

（4）对于家属而言，可以采取新媒体的方式进行安全意识的加强和教育，可将开设的讲座和课程浓缩成短片。

（5）可以请有失智、失能老人的家属与大家分享经验、畅谈心得。

（6）可以排练短剧，进行情景预演。

（顾沈燕　罗菁）

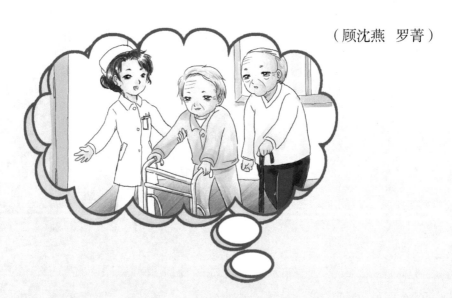

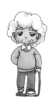

第二节　安全防护措施

1.失忆是失智老人初期最多发生的问题

服药安全可能是失忆涉及的问题：忘记服药；药物剂量错误；乱服药等，这样的问题该如何规避呢？这里给你推荐一个小方法：小锁＋分药盒＋闹钟。

小锁：用来锁住存放药物的柜子

分药盒：用来分装老人每天每餐需要服用的药物

闹钟：提醒老人服药的时间，也可以用来提醒家属

2.生活中（人身安全）的安全问题：走失、跌倒、烫伤

"走失"是失智老人最让人忧心的问题！关于失智老人走失的报告，现在也是屡见不鲜的。可是怎样才能有效地防止失智老人走失呢？

（1）老年人外出最好有家人的陪伴。

（2）外出时穿戴颜色鲜艳，特征明显的衣物和帽子，也可以佩戴防走失牵引绳。

（3）在老人的衣服口袋里备好小纸片，并写上老人姓名、年龄、所患疾病、使用药物、联系人等相关信息。

（4）可以为老人佩戴带有定位功能的手环、手机等。

3.老年人的跌倒是常见的意外伤害之一，往往造成较严重的后果。那如果老人在家跌倒了该怎么办呢？防患于未然才是最有效的。

（1）增强体力锻炼：经常参加运动锻炼的老年人跌倒发生率低。长期坚持适当的体育运动，提高运动系统功能，增强肌肉的活动耐力和关节的灵活性，提高平衡和协调能力，预防跌倒。

（2）去除环境危险因素：创造安全的老人居室环境，应在设计上尽量减少台阶和门槛，地面采用防滑材料，台阶有防滑踏板，地毯不要松弛或卷起，随时保持地面干燥无水迹、无杂物，避免在打蜡或用水拖过地面走动；浴室和楼梯、走廊过道应有扶手，有适宜的照明设备；家具摆放要适当，床

和椅子的高度适宜，上下轮椅时应锁定轮子；老年人穿着的鞋大小合适，鞋底不宜过厚，粗糙防滑。行动不便的老人应配备适宜的助步器，并放置在固定的位置便于取用，视力不佳的老人应配备老花镜。

（3）防止眩晕：指导老人在体位转换，如起床、蹲便或由坐位转换成站立位时，动作应缓慢，防止由于体位性低血压造成的眩晕跌倒。避免或慎重使用有可能引起跌倒的药物如利尿药等，必需使用时，应向患者交代药物的副作用，自觉身体不适时，应立即卧床休息，避免在用药后外出活动。

（4）做好预警工作：健康教育，讲解跌倒的相关知识，使老年人了解跌倒的危险因素，积极采取应对措施，提高对跌倒的防御能力。

4. 烫伤

老年人的皮肤神经末梢的敏感性下降，对疼痛刺激的回避反射减弱，感觉相对迟钝，导致其对同一致伤温度的反应较其他年龄阶段的人迟缓，因而烫伤的发生率高，程度重。使用热水袋或热水瓶保暖的方法不正确，尤其容易发生烫伤。

一般烫伤处理：一旦发生烫伤，首先除去热源，迅速用清洁凉水浸泡或冷自来水冲淋降温，降低伤害程度。浸泡时间越早，水温越低（不能低于5℃，以免冻伤），效果越好。

（顾沈燕　罗菁）

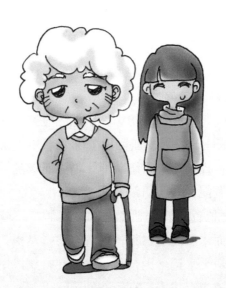

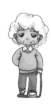

第三节 选择合适的鞋

老人年纪增大，肌肉骨骼退化，会出现脚踝变脆，走路蹒跚，腿脚无力、容易腿软等症状。足跖脂肪的丢失，对钙的吸收能力减退，一大部分老年人会出现拇外翻、足弓塌陷、脚变宽变长等症状，因此，老年人穿普通的鞋子走路会感到吃力、不舒服，穿上甚至容易崴脚和跌倒。所以，老年人挑鞋子首先应遵循"鞋前宽、鞋中韧、鞋跟硬"的原则。

（1）鞋前宽：即脚趾前至少要留出 1 厘米，预留足够的空间让脚趾活动；同时选择鞋内侧足跟延长较大的鞋，有助于保护老年人比较严重的脚内侧翻。

（2）鞋中韧：鞋子中段韧度要适中，不易崴脚，挑鞋时可以用手扭转观察，扭不动或可以扭成"麻花"状都不行；老人脚跟脂肪垫变薄，缓冲能力变弱，一不留意踩到小石子，脚跟很容易疼痛，发生足底筋膜炎的几率也会变高。

（3）鞋跟硬：鞋跟要有一定硬度，并且至少 2~3 厘米高，才有助于分散脚底的压力，在提高老年人足底抗震能力的同时，起到保护脊椎椎间盘的作用。

此外，还有其他几点也很重要。

（1）透气性好：老人应穿透气性好的鞋子，尽量避免塑料等材质。用粘扣、鞋扣等固定，因为鞋带不仅容易松开，还会增加老人被绊倒的风险。

（2）鞋底防滑性能好：不要选那些鞋底太平面的鞋子，这种鞋一沾水就很滑，尽量选择带防滑纹鞋底的鞋，通过加大鞋与地面的摩擦力，减少老年人腿部的紧张度。

（3）重量合适：老年人选购鞋子还要注意的一点就是鞋要轻便，重量在 300 克以内。避免由于鞋子太重妨碍老年人的正常行走。

试鞋子时也有诀窍：老人脚最怕挤，傍晚是一天之中脚部最浮肿的时候，

是试穿鞋子的最佳时机；多数老人双脚尺寸不同，因此双脚都要试穿。老人脚部不耐磨，因此鞋子必须当下穿起来就舒服，试穿时至少要穿十几分钟，来回走动一下，再做决定；站立时双脚向左右两侧翻一翻，来测试鞋子的稳定度，如果脚很容易翻过去，建议不要购买。蹲下的时候鞋子容易不合脚，因此还要试试蹲下时的感觉，可以将脚尖或脚跟往前或后踮起，看看鞋子是否能完全包裹脚部。

一双不合脚的鞋容易导致老年人患上足部疾病甚至有摔倒的风险，因此选择一双合适的鞋子对老年人来说很重要，家里人要引起重视。避免鞋子过大，造成容易摔倒，劳累；布料太柔软，缺乏减震、包覆设计；鞋跟过高，使老人在平衡感较差的状况下更容易扭伤脚踝。

（金春艳　罗菁）

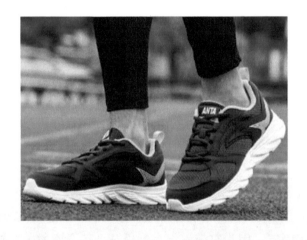

180

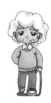

第四节 外出时的物品准备

家有失智、失能老人，居家照护者非常辛苦，但是天气晴好，温度适中的情况下，还是要带老人进行适宜的户外活动。那带老人外出时，我们该做好哪些准备工作呢？

失智、失能老人出门时，着装需要简单，易穿，尽可能避免衣服有拉链搭扣等防止拉伤自己，或扣错搭扣影响美观。注意避免高跟的鞋子，太大太长的裙子及裤子，过大的袖子也容易被挂住。对于判断力下降而不知季节变化者，及时从衣柜或抽屉中拿走不合季节的衣服，拿出以前常穿的衣服，唤起老年人的记忆。对于失能老人，内衣着装的舒适性更为重要，需要透气保暖性好的柔软面料，最好是全棉的，以免化纤的衣服对老人造成肌肤不适。

老人独自外出时，应在口袋中放置一个医疗急救卡：列明老年人的名字，年纪，住址，电话，紧急联系人，以及所患疾病用药史，过敏反应，血型等。也可以放置一个防走失定位器。老人一旦走失，家人可以在最短的时间内通过手机软件查看到老人的所在位置而找到老人。

手机或可以拨打电话的智能手环：老年人有需要时，一键拨打电话就可以了。有条件的话，最好是有专人 24 小时陪护，照看。

智能拐杖：由于老人年纪太大，平衡性逐渐变差、视力减退，甚至有些还患有严重骨质疏松症，他们在行走时候经常会使用到拐杖。智能拐杖有电子栅栏报警功能，即为老人设定一个日常活动范围，通过手机 APP 地图，为老人智能拐杖设置电子栅栏，一旦老人离开了这个电子栅栏范围，智能拐杖会立即给儿女发送提醒或者发出警报，那么儿女就可以提前防范老人走失风险。

药物：对于有慢性病或其他需要长期服药的失智老人，一定要随身携带一些备用药，还可以随身带点糖果，以免发生低血糖等情况。

181

让我们一起照护好家里的 **老 小 孩**

当然，如果老年人不幸走失应该立即报警，求助于警方，也可以通过网络渠道寻求帮助，不用局限于失踪 24 小时以上才能报警等规定。

（金春艳　罗菁）

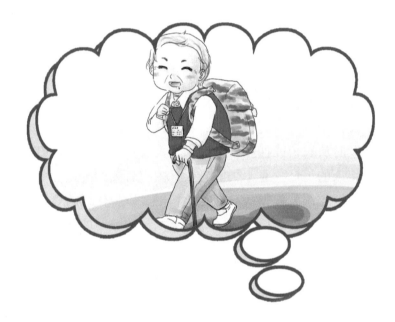

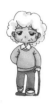

第五节 外出时间、地点和人群

对于失智、失能老人来说，生活不便，他们很珍惜外出的时光。家属或专业人员的陪护下外出活动是很有必要的，那如何选择外出的时间呢？

首先要天气好，如果遇上大雾天、雾霾天或下雨天，又要照顾老人又要观察地面及周围环境容易手忙脚乱，顾此失彼。时间以早晨与下午 3 点后为宜。此时的天气温度冷热适宜，适合失能、失智老人在家人陪伴下外出与日光接触，活动。外出活动地点应离住宅近，方便老年人出入。

其次不宜穿越行车道，减少危险。活动场地的整体色调应以暖色系为主。如小区中心花园或者公园等地方。在方便的情况下，可以带着老人去原来工作熟悉的地方进行活动，可唤起失智、失能老人的熟悉感。远离水源，如海边、河边，以免发生溺水或滑倒的情况。避免人员密集区域，以免发生意外情况时来不及疏散，发生意外。也不应前往人烟稀少的地方，以免发生意外时求救得不到响应。外出时还应该注意：①外出前确认生命体征（体温、血压、脉搏、神志）。②把握好往返的路线和所需时间。③步行时位置的确认和询问。④保证外出途中有厕所和休息场所以及饮用水。⑤备齐所需药物。

（金春艳 罗菁）

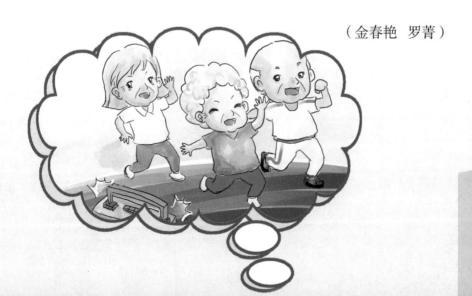

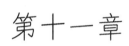

第十一章

科学就医

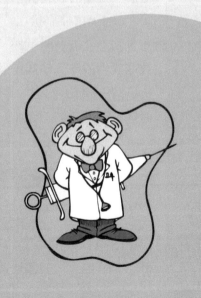

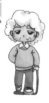

第一节　及时就医

　　失智、失能老人很多时候就像一个小孩子，因不能准确描述自己的不适，所以就需要我们照护者对老人的生活习惯、行为特点有所了解。例如神志的改变，生命体征的变化，行动的变化，饮食习惯的变化，排泄的变化，睡眠的节律等等，都是我们需要日常注意重视的内容。

　　对失智症老人，在日常生活的照护方式上，应根据老人病情发展、健康状态、评估老人的残存能力来进行支援与照顾。在进行日常活动的支援、照顾时，必须确实掌握失智症的病情发展或身体的健康状态，了解老人"会做什么、不会做什么"，然后再根据不同情况支援老人。以免因支援或照顾过度，反而减弱老人残存的机能。那么在什么情况下，失智失能老人需要及时就医呢?

　　（1）对于失能、失智老人，如出现的明显认知能力减退：如记忆力变差、健忘、判断力及计算能力退步，且对时间及地点的方向感混乱等时。

　　（2）精神症状：严重时若出现疑心、幻想、不安、被害妄想或被迫妄想等情形，需及时就医，避免失能、失智老人出现自伤或跌倒。如因定向力改变发生的跌倒坠床需及时就医。

　　（3）行为问题：日常生活能力退化，原本会做的事情可能渐渐不会做时应及时就诊。

（花佩　林澔）

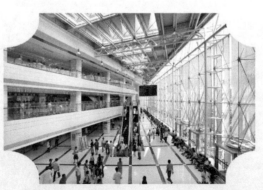

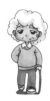

第二节　正确服用药物

老年人有时不能很清晰地管理好自己的口服药物，那作为照护者，最好做一个详细的笔记和表格，方便就诊时与医生的沟通，让医生适时了解患者的服药情况，也方便照护者给老人按时按量服用药物。作为照护者，除了帮助老年人按医嘱服药，也要注意以下这些情况：

（1）老年人肝肾代谢能力减退时应注意药物的蓄积作用，以免引起低血压、低血糖等危害。

（2）用药期间密切观察药物的副作用，家庭用药应该熟悉低血糖、低血压等不良反应的症状。

（3）联合用药时需遵医嘱了解药物的相互作用。老年人因合并多种疾病的情况较多，而两种或两种以上药物应用会产生一定的相互影响，使药效增强或减弱，从而影响老年人的用药安全。

（4）按时按量选择合理的时间服用药物：可以准备一个药盒按时间段将药提前分好，吃完药后照料者应及时检查，以免老人漏吃和错吃。

（5）服用降压药的老人需家庭自我监测自己的血压水平，降压速度不宜太快。如血压波动过大。应在每次服药前测量一次血压。应尽量避免在出现头晕症状时才服用降压药。避免症状消失或血压正常后就自行减药或停药。不同种类的降压药不良反应有所不同，观察用药后是否出现因剂量过大引起剧烈头痛等不适症状。

（6）避免因服用降压药所致低血压反应：低血压可表现为头晕、虚弱、出汗、心悸、苍白和虚脱。防止因体位突然改变引起的体位性低血压，对头痛头晕的老年人应嘱其缓慢改变体位，以防因体位性低

血压引起跌倒。使用高血压药物的老年患者家庭护理时：应观察心率和尿量的变化，以及有无恶心呕吐、味觉障碍、腹泻和便秘等胃肠道不适、干咳，水钠潴留，如双下肢及踝部水肿及时医院复查血钾及电解质情况。老年患者应监测血尿酸和血糖，并注意对患者皮肤和眼睛的保护。

（7）服用降糖药，需分清餐前、餐中、餐后降糖药的服用时间。口服降糖药常见低血糖反应，胃肠道反应和体重增加等不良反应。降糖药本身并不会损害肾脏，只是在肾功能不全时其排出受阻，导致药量在体内越来越多，需及时监测血糖避免药物蓄积。

（8）糖尿病患者，如注射超短效的胰岛素，注射后需立即进食，注意血糖的变化。家庭血糖的监测不仅仅是空腹血糖，也应随机监测餐后2小时的血糖。注意低血糖反应，如出现饥饿感、软弱无力、心慌、心悸出冷汗等症状。需先监测血糖，再进食少量甜食。不要擅自调整降糖药的品种和剂量，三餐应定时定量。运动量增加和运动前，应额外补充碳水化合物，如常备饼干、面包等以便食用。

（9）安眠药的使用应遵循医嘱，应在能保证睡眠的条件下，尽量选择较小剂量的药物。安眠类药物需在睡前服用。避免突然减药及停药，服药后避免饮酒，注意保持心情舒畅。

（花佩 林澔）

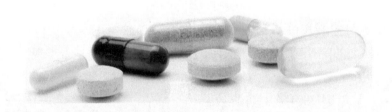

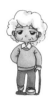

第三节　服药与饮食、饮水、睡眠的关系

宿醉现象，几乎所有的安眠药都存在宿醉现象。许多失眠老人服药后能安然入睡，但醒来后却昏昏沉沉，头昏脑涨。

服药需规律准确，应避免突然停药，可每日睡前定时服药。夜间服药适量饮水，以减少因夜尿增多引起的夜间如厕次数，避免跌倒。少数患者可能会出现一系列症状，如头痛、头晕、恶心、呕吐、谵妄，甚至惊厥。

长期服用催眠药，可能导致记忆力逐渐减退，有可能发展为老年痴呆，照护者应及时观察有无行为异常、意识改变等情况的发生。

（花佩　林澔）

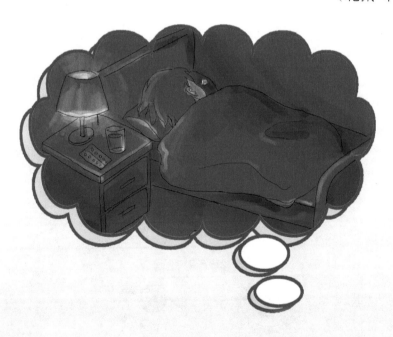

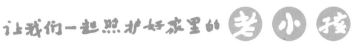

第四节　滴眼液、滴耳液、漱口液的使用

滴眼液

滴眼药水时，患者头后仰，眼睛向头顶方向看，同时把下眼睑轻轻拉开，形成小囊袋，把滴眼液滴入囊袋内，轻轻闭眼 1~2 分钟，然后用灭菌棉球或干净手帕擦去周围药液。滴药时管口不要离眼睛太近或太远，一般 2~3 厘米即可，也不要把药液滴在眼球上，以免刺激角膜导致疼痛。

涂眼药膏

患者眼睛向头顶方向看，自己或请他人把眼睑拉开，形成一囊袋，把眼药膏轻轻挤入囊袋内，闭上眼睛，用干净手帕或灭菌棉球轻柔眼睑周围，以使药膏散布全结膜囊内。

漱口水

将围巾套在患者颈下，且嘱咐患者喝一口水后，进行前后、左右、上下漱口，并将碗盘放于患者嘴边，吐出，每日两次。进食后 30 分钟漱口为佳。避免因漱口水引起恶心、反流等不适。对那些吞咽反射较差，不能自行漱口的老年患者，照护者将漱口水倒在棉球或纱布上进行擦拭。

（花佩　林澔）

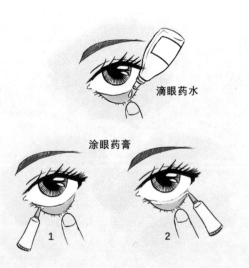

滴眼药水

涂眼药膏

1　　2

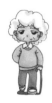

第五节　家庭药箱的管理

　　家庭药箱的管理可以帮助老人准确及时的服用药物，也可使照料者及时更换和保存药物，管理家庭药箱时应注意以下几点：

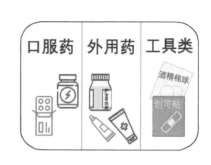

　　（1）明确用药目的，可按作用和时间段把药物分类，放置在设有分隔的不同格子的盒子内，标明具体时间以免漏服和错服。

　　（2）严格按医嘱剂量要求，按时用药。不同厂家的同一药品，药品规格剂量可能会不同，应仔细阅读说明书上的用法用量，防止药量用错而影响疗效。

　　（3）注意药品不良反应，需首先要了解自己的药物过敏史，在使用同类药物时更应谨慎，并留心观察用药后的全身变化。

　　（4）警惕药物互相作用，老年人往往服用多种药物，用药前需咨询医师或药师，服用的各种药物之间有无不良的相互作用，如服用镇静催眠类处方药时，再加用同类非处方药则易引起药物过量而发生中毒。

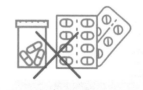

　　（5）按说明书中的要求储藏，注意保存方法，一般按说明书存放。放在阴凉处，需冷藏的药物可放在冰箱的冷藏室。防止药物因光照，空气中的氧气，温度湿度等引起变质。

　　（6）对家庭药箱内的药物，照护者应明确药品的有效期与储存条件，阴凉处指不超过20℃，冷藏一般2℃～8℃，避光是指用不透光的容器包装，

例如棕色容器或黑色包装材料包裹的无色透明、半透明容器。

（7）应对家庭药箱里的药品有效期进行定期检查，及时更换。合理分类摆放，注意外用药和内服药分开摆放，以免老年人匆忙中拿错引起误服和错服，不同的药在药箱中用不同颜色的口袋标记。切忌不要将用过的药品瓶子或盒子装其他药品，以免忘记而搞错发生误服。

（8）老年人的家庭药箱应根据老年人的实际情况，选择疗效稳定、副作用较小的药物。

（9）安眠药需分开放置，失能、失智老人可由家属或其他照护者保管，服用时注意睡前服用。

（花佩　林澔）

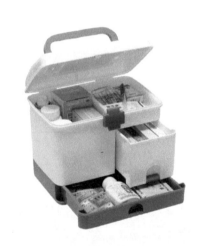

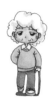

第六节　用药安全管理

1.失能、失智老人药品应由照护人员专人保管，根据医嘱按时按量选择合理的时间服药，餐前餐时餐后药物需分开放置，注意观察药物的不良反应及副作用，如服用降糖、降压药时，注意血糖以及血压变化。

2.镇静、安眠类的药物需分开放置，最好上锁保管，避免患者擅自服用导致错服或过量服用。喂服药物时注意摇高床头避免呛咳误吸等。条件允许的情况下药物不放在患者房间，无条件的放在患者不易取到的地方。

3.长期服用镇静催眠类药可能会导致记忆力逐渐减退，加重老年性痴呆患者精神症状，照护者应及时观察患者有无行为异常意识改变等情况的发生。发生异常性格行为需及时就医复查。

4.应避免药物联合作用，失能、失智老人服药应避免药物蓄积引起的意识和行为的改变，需及时根据医嘱调整用药的剂量，必要时停药。

5.老人因认知改变而引起的拒服，照护者应耐心劝导，无自主服药能力的老人可由照护者喂服，无咀嚼功能的药物需碾磨后给患者服用，所有药物务必由照护者亲自给患者服用，服药后必须检查是否在患者口腔存留，有无遗漏。

6.针剂类药物，需有照护者专人保管，避免锐器等的误伤。防止因认知改变引起的自伤和他伤。

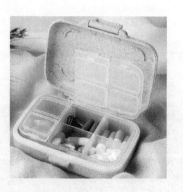

（花佩　林澔）

第十二章

休闲娱乐

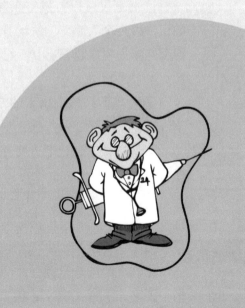

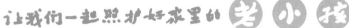
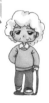

第一节　选择适宜的娱乐活动

有哪些适合失智、失能老人的娱乐活动呢?

1. 听音乐

选择曲调优美、节奏轻快舒缓的音乐,可达到消乏、怡情、养性的目的。戏曲是中华的国粹,也是很多老一辈人的兴趣爱好。一包茶,一场好戏,和一群老友品味戏曲的精妙,闲来无事还可唱上几句,对老年人来说绝对是一种享受。

2. 听收音机

买一台收音机,让老年人收听她喜欢的节目,既能跟上时代的潮流,还不像看电视那么累,而且这样也能锻炼老人的听觉,从而促进大脑的思维,保持头脑的灵活。

3. 读书看报

读书不仅可以打发空余时间,排解孤独寂寞,还可以从书中获取一些知识,提高个人涵养。每天看报纸,了解当下新闻热点,与社会接轨。可以帮助老年人树立自信心。

4. 益智玩具

做游戏不只是小孩子的专利。失智、失能老人的认知、理解力都有所下降,在家中开展一些感官刺激活动,可以帮助他们重新感受生活的快乐。

①垒搭积木,让老人将相同大小的木块垒搭起来,再抽出其中数块,并保持其不倒塌。此种活动可以通过对老人视觉的刺激,纠正、改善其感知觉。

② 七巧板、孔明锁、宋代九连环等益智类玩具也是适合老人打发时间的好帮手。这些玩具不仅价格都不高,而且有利于健康左右脑,活化脑细胞。

5. 书法、绘画、手工

书法、绘画既是健身活动,又是一门艺术。常练书法对治疗神经衰弱、精神萎靡、手臂发麻、腰酸背痛,甚至动脉硬化等慢性老年疾病都具有较为显著的疗效。不仅陶冶了情趣，还治愈了失眠、食欲不振、焦躁不安等不良病症。书法、绘画也可以成为和他人交流探讨的工具。对于那些不愿意跑步、游泳等体育锻炼的老人来说，选择手工制作、绘画等这样舒缓的活动同样也有益于健康。

6. 养花

养花不仅可以供人欣赏、美化环境，令人赏心悦目，而且花的香气还能起到灭菌、净化空气的作用。同时，鲜花释放的芳香，通过人的嗅觉神经传入大脑后，令人气顺意畅、血脉调和、怡然自得。

（乔燕 袁依雯）

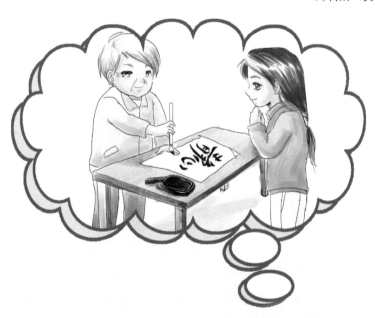

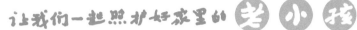

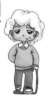

第二节　培养兴趣爱好

可以根据老人目前的状况，结合过去的爱好，关注他们的需求，投其所好地开展娱乐活动。针对失智老人日常自理能力的障碍，从日常生活活动和劳动中，选出他们感兴趣并能帮助恢复功能和技能的一些活动。一定要结合老人的需求，选择老人喜欢并取得老人同意的一些方法。设法帮助老人多动脑筋、强化记忆。脑子也是越用越灵，不用则退化。譬如，老年人对特别感兴趣的事物往往印象较深，所以可以根据老人的具体情况，常给他听年轻时喜欢听的音乐，看他年轻时最喜欢看的电影，讲述他最感兴趣的往事，逐渐强化他对往事的记忆，以维持大脑的活动能力。根据不同性格脾气的老人可以培养不同的娱乐方式：①如果你是性情温柔的老人：试着培养自己园艺、绘画、厨艺等需要耐心的爱好。美丽的插花技术会让你的家庭变得更加明亮温暖；绘画也更容易使内心沉静下来，感受自然，感受生活；充满温情的厨艺更会让自己和家人感受到生活与亲情的温暖。②如果你是大方活泼的老人：尽量选择运动锻炼、舞蹈，不妨多多参与社区的老年活动，跟着社区的老人一起锻炼身心。③如果你是心灵手巧的老人：现如今的手工技艺多种多样，十字绣、手工作包包等每一件作品都是你最好的成就。④如果你是善于学习的老人：正所谓活到老，学到老，退休之后也有许许多多新的知识等着你去学习，学习新的养生知识，学习新的生活窍门，学习新的电脑微信知识，做一个永不落伍的老年人！

（乔燕　袁依雯）

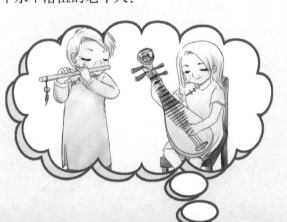

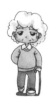

第三节　维持兴趣爱好

　　首先，老人身边的人，尤其是亲属子女要对失智失能老人给予充分的理解、谅解，家属往往需要付出比照顾其他老人更多倍的耐心、爱心、理解和包容，有时还要有足够的幽默感。尽可能给老年人创造安静、舒适并为老人所熟悉的生活环境，尽量保持与社会的接触，防止老人处于孤独封闭的状态，尽可能多地让老年人参加一些适合他们的社会活动，注意对他们倾注同情和关怀。鼓励老人做一些力所能及的简单事情，使他们不脱离社会大家庭。对痴呆症状较轻的老人，鼓励他们多动手动脑，如做一些手工作品、布置居室环境等，最大限度发挥潜能，通过动手，达到健脑的目的。维持适当的娱乐和社交活动，陪同他们到花园散步，观察花草树木，呼吸新鲜空气，提供休闲娱乐场所。根据自己的兴趣爱好选择读书、看报、听音乐、看电视等活动。重视老人与家人一起生活的体验，与老人同桌共食，与老人一起进行搭积木、托汽球等简单活动，这样不仅可改善其空间定向障碍，还可以训练手指功能，以达到延缓认知障碍的作用。另外，一定要结合老人的需求，选择老人喜欢并取得老人同意的训练方法，老人的尊严得以维护，有助于他的自我肯定。与别人分享也是一个学习和认同的机会，使老人能获得更大的支持，去面对目前和将来的挑战。失智老人虽然认知、感知能力退化，但是也应得到正常人的尊重及情感保护。工作人员可以加以引导及开解，以达到安抚或解决问题的作用。

（乔燕　袁依雯）

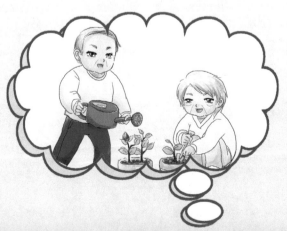

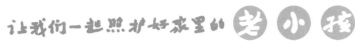

第四节 音乐疗法

临床研究表明，音乐在改善人的注意力、记忆力、思维活跃度以及稳定情绪等方面均有独到的功效。医学专家就音乐对失智症的疗效进行研究后发现，音乐疗法的益处包括：提升记忆力，改善心情，创造积极情感，给予失智症人群掌控生活的感觉，提供一种非药物疗法来减少痛苦，缓解不适。即使在其他方法没有效果的情况下也能产生刺激帮助激发兴趣。

音乐疗法分为两种形式：一种是单纯欣赏音乐的被动性音乐疗法，另外一种是参与唱歌、演奏乐器等主动性音乐疗法。在失智老人照护中，被动性音乐疗法可以应用在用餐、护理等情境下，老人听音乐时心情放松，能够顺利用餐，缓解护理时的抵抗。主动性音乐疗法形式多样，可以多人一起合唱，或者卡拉OK，也可以是合着音乐的韵律进行肢体运动等。可以选择老人感觉熟悉又愉快的音乐，如中秋节听《十五的月亮》，元宵节听《卖汤圆》，也可以是各种地方戏曲。鼓励老人跟着音乐一起唱歌，拍手、点头、摇动乐器都可以，乐器最好选择小孩常用的，如铃鼓、摇铃、响板等，只要手晃就能使之发音最好。但要注意不要强迫他们。把音乐与其他记忆相连，如边听音乐边翻看老照片。无论是哪种形式，所播放的音乐都应是对老人能够起到放松作用的古典音乐，或是熟悉的、有纪念意义的老歌、戏曲或童谣等。

（乔燕 袁依雯）

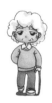

第五节　益智游戏

　　游戏疗法是以脑的可塑性理论和脑功能重组理论为基础理念,以娱乐疗法为主干线的一套游戏活动。此疗法可明显提高老年痴呆症患者的认知能力及主观幸福感。

　　游戏干预方法需要营造宽松明亮、方便的游戏环境,环境温湿度适宜,活动室内配备急救包及急救药品。

　　①护理人员全程指导,维持秩序,制造氛围,参与互动。

　　游戏内容包括益智类游戏,即培养患者智力的活动,使其在游戏中锻炼脑、眼、手,从中获得逻辑力和敏捷力,如数字排序、各色拼图、小猫钓鱼、推箱子等。

　　②记忆类游戏,通过理解、背诵、联想、归类等方法,帮助患者锻炼记忆力,如拷贝不走样、声音回放机、重温旧照片故事等。

　　③协调类游戏,要求患者左右手或手脚同时完成一个动作,如拍球、原地踩踏、投掷等。

　　④精细类游戏,主要练习手眼协调动作,如用手指拨算盘、串珠子、插磁性小棒并对齐、捡在桌面上薄片、钱币储蓄等。

　　⑤综合类游戏,融合益智、记忆、协调、精细等游戏特点,如套圈、折纸、搭积木、雪花片、下棋。游戏每周进行 2~3 次,活动时间控制在 20~35 分钟 / 次。患者参与游戏前要了解其心理状态和个性特征,评估患者的能力和耐受力。

　　游戏疗法的注意事项:

　　①是依据耐力的个体差异考虑游戏活动的时间长短,避免游戏过程中患者感到厌倦和疲劳。

　　②依据患者能力大小,考虑游戏的难度差异,不要急于求成。

让我们一起照护好家里的 **老 小 孩**

③当发现患者即使有轻微的进步就要及时给予肯定和称赞，让患者有成就感，多鼓励，多支持，让患者有"我正在被重视"的体验。

（乔燕　袁依雯）

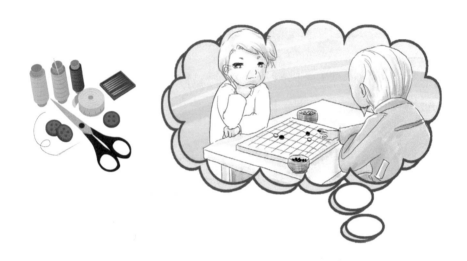

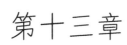

第十三章

功能锻炼

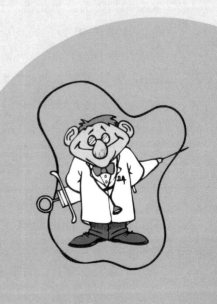

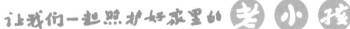
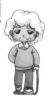

第一节 听力的观察与恢复训练

失智、失能老人往往伴有听力下降，如何观察老人的听力情况呢？

1. 纯音测听法

在声屏蔽室内，采用丹麦听力计 Otometrics 分别测量患者在不同频率下气传导和骨传导声强，根据 WHO / PDH97.3 评估听力程度，声音强度单位为分贝（dB）。测试由经过专门训练的有 5 年以上临床工作经验的耳鼻喉医生负责。测试前，由耳鼻喉医生徒手和耳镜结合进行简单的耳部检查。检查开始时，先从听力较好的一侧耳部进行，按照相应倍率的频率进行测试，最后复查 1kHz 的结果。

2. 利用中文版老年听力障碍筛查量表筛查版（The Hearing Handicap Inventory for the Elderly-screening Version，HHIE-S）

对患者主观听力下降情况进行评分，该量表主要从老年人自身主观感觉来评判听力改善情况。该量表共 10 个题目，包括社交场景 5 题、情绪 5 题。总分 0~40 分，将 10 个问题的得分相加即得到 HHIE－S 总分，得分越低表明损伤越严重。该量表的克朗巴哈系数为 0.948，具有较好的信效度 HHIE-S 量表由 2 名经过培训的志愿者进行。评分前统一告知研究对象指导语，以及问卷的主要内容，和询问时的注意事项、填写方法等。对于存在书写困难的研究对象，由调查者协助填写。填写完成当场进行核查，发现问题及时纠正，以保证问卷的有效性。其中，纯音测听和 HHIE-S 评分分别于干预前和干预后对患者进行评估。

对那些听力下降的老人，我们该如何对他们进行训练呢？

我们可以让他们做耳穴保健操，保健操分为五节，用于日常保健，耳穴保健操频率为 2 次 / 天。

①掌心摩全耳：用掌心对耳廓正反面摩擦各两个八拍，起到强身健体、抗衰老、调整脏腑、疏经通络作用。

②手指摩耳轮：用双手拇食指上下按摩耳轮部两个八拍。可防治脊柱相关疼痛及膝腿痛、头晕头痛等。

③猿猴摘果：以拇食指向上提拉耳尖和向下向外揪拉耳垂、摩擦耳垂三个动作各两个八拍。向上有清脑镇静、退热止痛、抗过敏、降压等功效；向下防治面部五官科疾病及美容祛斑、治疗痤疮的作用。

④全耳揉按：用小指指腹按摩三角窝、耳甲艇、耳甲腔各两个八拍，可防治内脏疾病，起到保健和治疗作用。

⑤鸣天鼓掌心紧捂耳洞，食指中指置于枕部，轻轻叩击两个八拍，具有清脑提神、聪耳明目作用。

（乔燕　方琴琴）

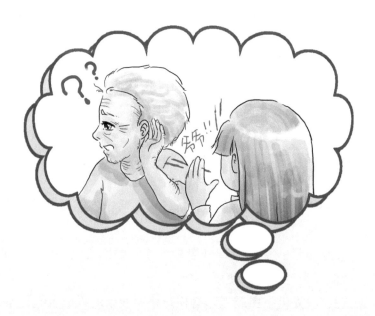

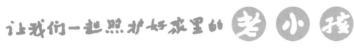

第二节　视力的观察与恢复训练

失智、失能老人往往伴有视力减退，如何观察老人的视力情况呢？

视力表测试。被检者的视线要与 1.0 的一行平行，距离视力表 5 米，视力表与被检查者的距离必须正确固定。如室内距离不够 5 米长时，则应在 2.5 米处放置平面镜来反射视力表。进行检测先遮盖一眼，单眼自上而下辨认"E"字缺口方向，直到不能辨认为止，记录下来即可。正常视力应在 1.0 以上。

若被测试者 0.1 也看不到时，要向前移动，直到能看到 0.1 为止，其视力则是"0.1 × 距离 /5 ＝ 视力"；若在半米内仍看不到 0.1，可令被测试者辨认指数，测手动、光感等。按检查情况记录视力。近视力多用"J"近视力表，同样方法辨认"E"字缺口方向，直到不能辨认为止，近距离可自行调整，正常近视力在 30 厘米处看清 1.0 一行即可，近视力检查有助于屈光不正的诊断。

对那些视力减退的老人，我们该如何对他们进行训练呢？

1. 日常工作的康复训练

由家属帮助老人进行训练，根据日常生活中的需要和客观条件分别选用以下训练项目。

（1）使用电话：提供大型号拨号盘或者触摸式电话以及字非常大的紧急电话本让低视力老人可以使用。

（2）写字：提供空白或者印有横行格粗线条的纸或者笔记本以粗墨笔，并指导其使用方法。

（3）提供印有大字的书刊、报纸等读物用于阅读。

（4）指导通过触摸辨认钱币面值大小。

2. 定向和活动的康复训练

主要针对活动困难的低视力老人在复杂环境中能有效地使用助视器。

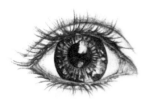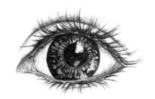

（1）眼镜及接触镜，通过验光配镜为低视力老人提供试用眼镜或者接触镜，用于矫正视力。

（2）控制光线的助视器，通过加强对比度可以减轻眩目提高视力。

（3）放大助视器，训练老人学会使用望远镜的结构、性能及使用原理和方法。

（4）反转望远镜，把望远镜反转，物镜当目镜使用，即可收到外界目标被压缩的效果，在有限的视野内有更多的被缩小的目标，可用于周边视野缺损而中心视野尚好者。

（5）应用三棱镜对视野缺损者可使用基底朝向视野缺损方向的三棱镜，使图像移位从而扩大视野。

3. 视功能训练。

（1）视觉基本能力训练：利于颜色鲜明反光良好的积木进行训练可以提高患者分辨能力。

（2）视觉记忆能力训练：凭记忆说出出现过后被拿走的东西，记忆看过的物品颜色和形状按照原来看过的顺序排列图片。认识部分与整体的关系，能根据记忆把缺损的部分补充完整。

（3）视觉基本技能训练：近距离功能性视觉训练，即集中注意看清一个目标，帮助低视力者识别颜色、辨认物体形态即有助于建立视觉印象，对提高视觉识别能力有较大作用；远距离功能性视觉训练，主要是训练老人远距离的识物能力，训练的内容与近距离功能性视力训练相同，在可能的情况下尽量使用低倍远用助视器，便于低视力者使用。

（乔燕　方琴琴）

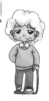

第三节　语言的观察与恢复训练

失智、失能老人往往伴有语言功能减退，如何观察老人的语言状况呢？(1) 精神状态采用简易精神状态评估量表（MMSE）评估，分值越高表明患者精神状态越佳。(2) 语言功能采用波士顿诊断性失语症检查量表（BDAE）评估，得分越高表明患者语言功能越好。(3) 生活质量采用生活质量综合评定问卷（GQLI-74）评估，分值越高表明患者生活质量越高。(4) 护理满意度采用中山医院自制问卷进行调查，分为十分满意、满意、不满意 3 项，总满意度 =(十分满意 + 满意)/ 总例数 × 100.0% 。

对那些语言功能减退的老人，我们该如何对他们进行训练呢？

（1）指导患者自然呼吸，呼气末胸部施压以增加呼气量，使患者掌握气流控制技巧，通过气流冲击声带发出声音。（2）加强舌头灵活度训练，指导患者进行张嘴、闭嘴、咧嘴、噘嘴、舌前伸、舌后缩、舌上举等一系列运动。（3）指导患者深吸气后发 "a" 元音的声音，尽量延长发音时间，后掌握其他元音及辅音发声，循序渐进，使患者逐渐掌握字、词、句。（4）采用吹蜡烛、吹喇叭、吹哨子等训练方法集中并引导气流。（5）上述训练 1~2 次 / 天，30 分钟 / 次，共训练 2 个月。（6）辨认照片：将社会名人如奥运会冠军等 36 人的近身大头照片每 6 张照片编辑制作为一张图片，每个旁边注明姓名，每位发放 1 张，让其看图片 12 秒，再将姓名遮盖，让其根据照片说出姓名，每 4 周更换 1 张图片。如患者出院，图片由家属进行更换。（7）复述新闻：训练记忆力、语言表达能力、注意力。指导患者每天看报纸或电视新闻半小时，并向家属复述主要内容。

（乔燕　方琴琴）

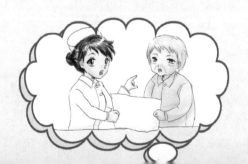

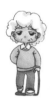

第四节　步伐的观察与训练

失智、失能老人往往伴有行动迟缓，如何观察老人的步伐情况？ 6 分钟步行实验。

对行动迟缓的老人，我们该如何对他们进行训练？

（1）轻度到中度的耐力性运动。

适合老年人体能训练的耐力性运动有步行、慢跑、太极拳、五禽戏、门球、老年人健身操、气功、高尔夫球、登楼梯、游泳以及室内步行车、功率自行车等。慢走和快走结合起来可作为一个很好的体能训练方法。通常，一般老人进行正确姿势的五组 50 步慢走和 50 步快走后，可使心率达到 118 次 / 分钟， 开始训练的时候应指导老年人进行 2~3 组 50 步慢走和 50 步快走，并且认真监测心率。

（2）伸展运动。

伸展运动通常作为耐力训练运动的暖身操，又可以增加肌肉、韧带弹性、改善不良姿势等。

（3）一定的力量训练 (增强肌力的锻炼)。

随着老化的影响，老年人骨骼肌的肌细胞内水分减少，细胞间液体增多，肌肉失去弹性，因而功能减退。肌肉组织中的脂肪和肌纤维，个别部位生长特别明显，使肌肉假性肥大而工作效率降低，且易疲劳；同时肌纤维也变的瘦小，其弹性、伸展性、兴奋性和传导性都大大减弱。所以老年人也很必要进行一定的力量训练，即增强肌力的锻炼。老年人增强肌力锻炼主要是加强腰腹部及上肢的肌力练习。

（4）控制运动强度。

关于确定老年人适合的运动强度有很多看法，有人认为确定老年人运动强度可进行运动心电试验，以观察机体的运动反应，即每 2~3 分钟增加一次坡度和速度，如果观察到老年人在运动中的心电图上有 S—T 段降低或出

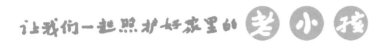

现心律失常或血压下降的症状，即可判定达到了运动极限，该心率为运动中的最高心率，然后取其 60%~70% 的心率作为体能训练时的心率，可用运动后心率作为衡量标准。老年人体能训练的开始心率（准备活动后）相当于安静心率加最大心率减安静时心率再乘以 30%（心率储备的 30%）。运动时的心率范围应相当于安静心率加最大心率减安静时心率再乘以 45%~ 50%，那么可取的靶心率范围大致在 116~ 120 次 / 分钟，这种运动强度适用于一个健康且血压正常的老年人。

（5）控制运动频率和持续时间。

有了一定的运动强度，还要有运动时间的合理安排才能取得较理想的训练效果。对大多数老年人而言，运动时的适宜心率往往在 130 次 / 分钟左右，达不到 150 次 / 分钟的心率。在运动心率较低时，运动时间就要相应增加，也可得到相同的锻炼效果。人身上有 600 多块肌肉附在骨骼上，要想这些肌肉都得到锻炼，每次运动时间至少要保持在 20 分钟以上。每天都能坚持一定量的运动锻炼，对身体健康是最好的。可能有些人坚持不了天天锻炼，但又想保持锻炼效果，可以把锻炼次数减少到每周 3 次。

（6）运动后的放松。

运动后的放松是对运动效果的保证，也是运动的延续，放松有利促进恢复和防止肌肉延迟性酸痛，积极消除运动中产生的疲劳物质。放松方式可以以慢跑、全身抖动、运动肌肉的反向牵拉、按摩、拍打等多种方式，放松时间可以在 10 分钟左右。

（乔燕　方琴琴）

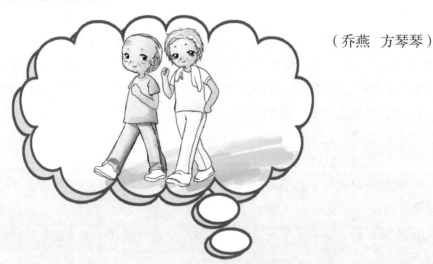

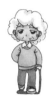

第五节　手指功能的锻炼

如何进行失智、失能老人手指功能的锻炼？手指操每天 1 次，每次 10 ～ 15 分钟。操作方法为：（1）挤压中指：左手自然伸平，右手大拇指顺手掌方向放在左手中指上，其他手指与大拇指轻轻挤压左手中指，做 5 次后，同样方法换到右手上。（2）轻攥中指：左手伸平，右手大拇指放在左手中指一侧，右手其他手指轻轻攥住左手中指，做 5 次后同样方法换到右手中指上。（3）轻挤无名指：右手大拇指从手掌方向放在左手无名指和小指上，其他手指放在左手背上，一起轻轻挤压，做 5 次后，再到右手上重复此动作。（4）挤压手心：右手大拇指放在左手食指和中指上，右手其他手指从手心方向挤压，做 5 次后用同样方法换到另一只手上。（5）顶大拇指：右手大拇指内侧和中指指甲盖顶住左手大拇指，轻轻按压，做 5 次后换到左手上。（6）上挺手指：左手无名指指甲顶住左手大拇指指肚，其他手指用力向上挺，做 5 次后同样方法换到右手上。（7）按压指肚：两手中指指肚合拢，其他手指交叉放在指根处，轻轻按压，做 5 次。（8）手指上伸：左手和右手的中指指甲盖并拢，其他手指用力向上伸，做 5 次。手指操图见下图。

（乔燕　方琴琴）

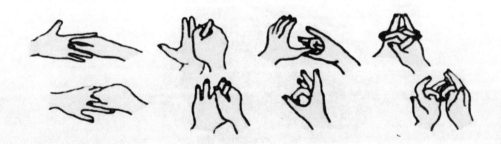

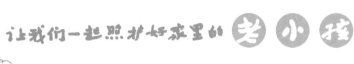

第六节　自理能力的观察与训练

　　失智失能老人往往伴有自理能力下降，如何观察老人的自理能力呢？自理能力评分：利用 Barthel 指数进行数据统计。

　　对那些自理能力下降的老人，我们该如何对他们进行训练呢？（1）辨认照片：训练注意力、记忆力、语言表达能力和定向力。方法详见第十三章第三节：语言的观察与恢复训练中的辨认照片。（2）做算术题：训练注意力、计算能力和推理能力。每天做一道设计简单的累加或累减算术题，注明完成算术题的时间。（3）复述新闻：训练记忆力、语言表达能力、注意力。指导老年人每天看报纸或电视新闻半小时，并向家属复述主要内容。（4）解绳结：训练注意力和定向力。发给老人 1 条松紧带，要求其每天坚持练习打绳结、解绳结 5 分钟左右。（5）生活照护：照护者可利用微信、电话及信息等办法为老人实施健康饮食指导，叮嘱老人多进食高蛋白、高纤维食物，禁食油腻、辛辣食物，多进食蔬果，禁止饮酒及食用动物肝脏及海鲜，指导摄取健康饮食，告知老年人吞咽食物时不要强制以避免造成噎膈，尽量少吸烟。（6）心理疏导：给予存在心理障碍的老年人实施针对性心理疏导，结合老年人性格特征来有效疏导老年人烦躁、焦虑、抑郁等症状。

（乔燕　方琴琴）

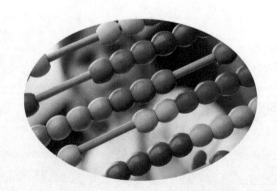

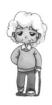

第七节　维持自理能力

1. 老有所为

根据老年人自理能力情况，指导老人进行基本日常生活活动训练，包括穿衣物、准备食品和进食、个人卫生（洗漱、沐浴、修剪指甲）、如厕、移动（体位转换、床椅转移、坐站转换、步行、上下楼梯等）。在完成这些活动后，尚有余力的老人可做些家务活动，如烹饪、洗衣、购物、居室清洁、电子产品的使用等。在年龄增长的过程中，保证老年人能有所为，使之感受到自己仍然是有用之人。

2. 老有所学

俗话说"活到老，学到老"，应鼓励老年人投身于自身感兴趣的闲暇活动，如唱歌、棋牌、绘画、种花养鸟、球类活动等。对部分身体好、精力充沛、有学习需求的老年人，可选择参加老年大学或社会团体，以充实生活内容。

3. 老有所乐

老年性疾病80%与各种精神因素有关，因而要使老年人保持身心健康，提出"三忘"：即其一"忘年"，忘掉自己老了，持乐观态度迎接老年期到来；其二"忘形"，做有利身心健康的娱乐活动；其三"忘怀"，内心平静恬淡，不计名利地位。另外有"二求"，即其一求旷达，其二求和谐。老年人要以此科学地调节自己的情绪，才称得上老有所乐。

（高冰馨）

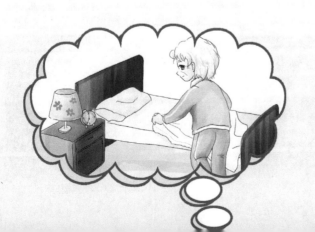

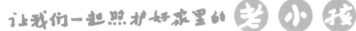
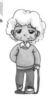

第八节　肢体运功障碍的康复训练

（1）护理人员一手握住手腕，另一手置于肘关节略上方，从肩关节开始依次到手指进行各个轴位的被动运动。（2）护理人员一手握住踝关节，另一手握住膝关节略下方，做趾关节运动时，一手握足弓部，另一手做各趾活动。（3）利用中医按、揉、摩、拿、抖、搓等手法被动活动肢体。

康复训练应注意的问题：（1）训练前做好各项准备评估老人完成活动的可能性，选择适宜的康复训练运动及项目；告诉老人运动的目的和方法，激发老人主动参与康复的积极性；选择安全的环境、保持轻松的心情、舒适的体位进行正确的康复运动训练。（2）训练时要给予必要的指导和鼓励。照护者要有极大的耐性，将训练动作分解为若干个细小的动作，指导老人反复练习，并对老人的每一个微小进步，都给予及时的肯定和赞扬，从而增强老人的信心。（3）训练中要注意循序渐进原则。训练时应从易到难，循序渐进，切忌急躁，如关节活动训练次序从大关节到小关节依次进行，用力均匀柔和，幅度由小到大，逐步增大活动范围。（4）合理掌握运动时间和运动量。康复训练每天进行 1~2 次，每个动作重复 5~8 遍，时间由 10~15 分钟逐渐延长至 20~30 分钟。每周坚持训练 4~5 天。（5）康复训练应与实际生活相结合。指导老人将训练内容应用于日常生活活动中，如进食活动在中晚餐进行训练，更衣活动在早晚间进行训练。

（乔燕　方琴琴）

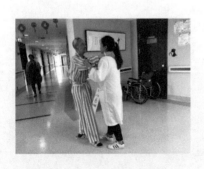

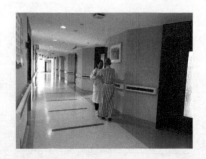

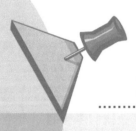

第十四章

辅助器具

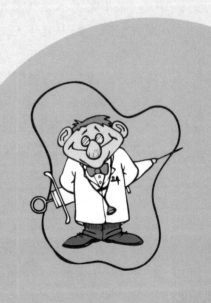

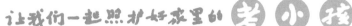
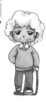

第一节　助听器的选择及佩戴与维护

助听器是一种有助于听力障碍老年人改善听觉交流的声音放大的工具。助听器一般为气导助听器，从佩戴位置及外形的角度分为盒式、眼镜式、耳背式、耳内式、耳道式、完全耳道式等；近年来，骨导助听器——骨锚式助听器（BAHA）也应运而生。老年人可根据个人需要选择合适的助听器。

当老年人决定使用助听器时，绝不是到店里买一副助听器这样简单，而是需要先经过专业医务人员的检查和评测。现在让我们来一起了解下助听器选配流程：①请五官科医生或听力专家详细检查诊断，病史采集：精确的听力学评估（获得准确的听力曲线）。②耳镜检查：预选配（助听器的个性化选择）。③试听、选配、取耳样（制作耳背式助听器耳模或耳道式助听器外壳用）。④验配后的需要进行效果评估，并且会在后续使用过程定期到医院来随访。

是不是听不见就需要戴助听器呢？助听器是不是音量越大越好呢？下面我们来了解下老年人助听器的选配原则：理想的选配对象是感音神经性耳聋老年人。选配的一般原则是根据纯音听力（0.5~4.0 kH z）平均损失程度而定，通常认为语频平均听力损失 25~90dB 者均可使用，听力损失小于80dB 效果最好。绝大多数听力损失者宜用耳背式或耳内式助听器。老年人举手不便者、极度耳聋或经济条件差者，宜用盒式助听器。轻、中度听力损失者为求得助听器更隐蔽可用耳道式。

助听器又有单耳和双耳的选择，老年朋友该怎样选择呢？①耳听力损失程度和听阈曲线形态基本相似，应尽可能双耳配戴助听器。这有助于提高语言可懂度，感受立体声和抑制环境噪声。②耳听力损失不对称时，可单耳佩戴。若是轻、中度听力损失，最好在较差耳选配助听器，以获得双耳平衡感；若是重度听力损失则在稍好的一侧耳上选配助听器，以期有良好的言语分辨能力。

选择助听器时我们要先试戴，检查佩戴是否合适：助听器是否美观、舒适，音量轮是否易于调节、麦克风所处位置是否合适。而对于定制式助听器，应注意是否易于佩戴、是否牢靠，耳膜材料是否引起过敏。有无反馈啸叫（特别是在咀嚼、张嘴时）。如存在此类问题，应修改或重制耳模外壳。

　　助听器价格不菲，使用时我们也要注意维护，这样既能延长使用寿命又能减少不必要的故障：

　　①要轻摘轻放，切忌摔落或碰撞到坚硬的物体上。

　　②勿使其受潮，雨淋或浸水等。

　　③避免高温、高热并防止阳光直射，同时还要远离电视机、音响等有电磁辐射的电器 。

　　④定期清除耳垢。

　　老年性耳聋病理生理的特点及助听器电声性能的局限，使老年人对助听器的经济投入与助听效果的回报有一定差距，难以满足部分老年人对助听器的过高期望值，因此，会产生某些社会心理问题。因此老年人助听器选配后，要多和工作人员沟通，将自己的使用体验和疑问及时提出，工作人员应向老年人详细讲解老年性聋的听觉特点与相关的助听器知识，对其进行适当的辅导训练，从而使老年人乐于接受助听器，并提高助听效果及康复质量。

　　老年人使用助听器初期，家人是否可以做些什么呢？其实家人的帮助是非常重要的。作为家人尤其是子女也应了解助听器的相关知识，协助老年人掌握适应助听器及与人交流的方法：

　　①首先告诉老年人戴助听器后听清每个字是困难的，只要能听见与交流就可以，不必达到 100% 的语言识别率。宜采用近距离 (1 米以内)、放低语声的方式进行交流。

　　②决心与耐心是取得良好助听效果的保障。开始先在家里与家人面对面交流，家人声音应慢而清晰，句子应简单易懂，并耐心、亲切，使老人感到温暖。当听懂 80% 的交谈内容时，就可以提高说话速度。注意不要让老年人疲劳，切忌长时间交谈。

　　③因助听器的声音与原听到的声音存在差异，所以要适应一段时间。开始每天佩戴 1~2 小时，3 个月后逐渐增加佩戴时间，能听清自己讲话声和室外声后可多和人交谈，直至全天使用。

让我们一起照护好家里的 老 小 孩

④老年人聋耳长期处于"安静"状态，戴助听器后一但听到外界各种声音，一时不能适应，因此不能立即接触声音大的环境，要先在安静环境下使用助听器，适应后再接触噪声环境；同时要再次学会精力集中地去听想要听的东西，把要听的内容从背景声音中分开。

⑤初戴助听器后听自己的声音要比外界语音大，有时听不到自己的声音，老年人可以每天练习朗读，控制发音。

⑥老年人在和多人交流时，只集中注意力听一位讲话的声音，并尽可能地接近他，不要因为要求与别人近距离的交谈而不好意思。

⑦经过一段时间的训练后可以让老年人再去听电台与电视台的播音，因为这些复制声是不自然的，速度也快，只要听懂讲话的内容即可。

普通的助听器大多是一个简单的声音放大器，一个较响的声音加上助听器的放大，老年人很有可能受不了。另外助听器虽然将声音放大了，但老年人自身的分辨能力较差，如果不是有针对性地放大，也很难收到满意的效果。这也是许多神经性耳聋老年人对助听器不满意的原因。近十几年来，微电子技术不断被应用于助听领域，世界各个助听器厂家投入了大量精力，为适应老年神经性耳聋老年人的需要，研发了带有自动处理功能的集成电路助听器、可编程助听器、全数字助听器等，比较好地解决了老年神经性耳聋老年人重新获得听力的问题。

（董春琼　苏伟）

耳背机　　　　　　　　　　定制机

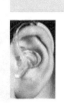 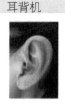 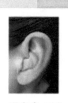 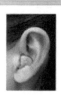 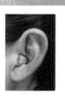 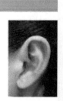

BTE　　RIC 开放耳　　耳内式 ITE　　半耳式 HS　　耳道式 ITC　　深耳道式 CI

218

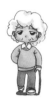

第二节　眼镜的选择及佩戴与维护

老视的定义：老视眼是一种正常的生理现象。人在 40 岁以后，眼部晶状体逐渐纤维硬化，睫状肌逐渐麻痹，人眼无法有效调节眼球的形状（轴向变化），只能通过调节眼睛与所视物体的距离才能看清楚，看近处的物体时必须移远才能看清楚，这时眼睛的屈光状态就称为老视眼。当眼的调节能力基本消失的时候，想在原来习惯的距离（33 厘米）上看清近处物体就必须要佩戴老视镜进行视力补充。

老视是许多中老年朋友的主要视觉障碍，老视的不良影响也愈来愈严重：一方面伴随着人们视觉负担的日益加重，老视问题出现的时间普遍提前了，而且人的寿命明显延长，所以老花眼在人们生命中占据了更长的时间段；另一方面近距离用眼已成为现代人最主要的生活和工作状态，从而也造成许多人老花眼现象更加严重。

配镜原则

1. 出现以下情况可考虑配镜：

（1）年龄在 40 岁以上。

（2）明显感觉近视力减退，远视力不受影响；初期感到阅读小字困难，不自主地将阅读目标放远；随年龄增长，需戴凸透镜方能看清。

（3）看近时，出现眼疲劳、胀感、头痛、视物模糊的症状。（这是因为看近目标时，需增加调节而使睫状肌过度收缩及过度集合所致。）

（4）随年龄增长，近点远移。

2. 老年人在决定配镜后要先去医院检查排除如白内障、青光眼等眼部疾患，并进行视觉状态检查，基本步骤如下：

（1）进行远屈光检查与校正。

（2）确定习惯距离，预测调节需求。

（3）确认适宜的近附加。

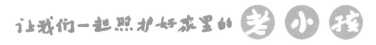

（4）确认清晰的近视觉范围——调节范围，并经试戴、调整、最后确认配镜度数。

3. 老视镜的选择

（1）老年人选择的镜片类型必须相对宽大：由于老视眼视近时的集合作用，在阅读、书写时头部是不转动的，因此单眼视轴在镜片上的位置相比视远（平视）时要向下移动 12 毫米，同时向内移动 2.5 毫米。而平视时瞳孔一般在片型中线上下，所以要使老视镜有足够的视野，片型应满足上下高度大于 30 毫米的要求，并非片型越小越好。

（2）老视镜必须坚固耐用：老视镜是近用眼镜，由于一副单光老视镜只能满足一个距离上的明视，老年人在日常生活中需要在多个不同距离上用眼，因此使用过程中摘戴的频率数远高于近视镜，这样就要求老视镜零件必须结实或要求高弹材料，太纤细不行。镜架电镀的防腐防刮性能必须突出，镜片的加硬防划工艺要好。考虑到中国人习惯一副眼镜用坏了再换，所以老视镜还要保证在两年内不严重变型、不生锈、不严重磨花。

（3）在选配眼镜时，老年人可以先带上眼镜，注意镜梁与鼻型、镜腿与耳朵是否相吻合，整个眼镜的重量是否均匀地分布在鼻部和耳部；老年人选择镜片颜色一般以白色（无颜色）最佳，因为白色镜片透视率达 98.5%，几乎感觉不到镜片的存在，也可以选择抗反射膜镜片，进一步提高透光率。

（4）二次视力补充要求：①从 55 岁起，人们不戴眼镜看清的距离大于 86 厘米，而如果为了阅读，戴 +2.50D 老视镜可以看清的距离大约是 27~40 厘米。这样在 50 ~70 厘米的距离上出现了一段盲区，而这恰好是常用的距离（做家务、购物、使用电脑等）。因此如果不对这段盲区进行二次视力补充，就会使眼睛在盲区距离上，无论裸眼还是使用阅读老视镜，都会经常处于疲劳状态，无形中加速老视程度的发展。②如果老年人在阅读距离上就需要 +2.50D 以上的老视镜，可以建议老年人在一臂长的距离上（约 70 厘米）再为自己准备一副老视镜，即选购一副比适用阅读距离老视镜低 +1.50D 的老视镜做为阅读之外使用。

进口老视眼镜佩戴者通常根据需要会准备几副不同度数老视镜轮流使用。国内老年人也可根据个人经济情况及用眼习惯，借鉴此方式。

老年人配镜后用眼会有视疲劳的问题，主要是因为：①老视眼的用眼疲劳问题是老视眼视力补充的根本问题，其表现为用眼酸胀，不能持久，无法集中视力。后果是长期疲劳用眼，老视程度加深。②由于老视眼的剩余调节力不大，用眼时很容易调节过度，一般通过戴老视镜可有效补充视力，从而达到不用或少用调节力，消除或减少用眼疲劳。③正视眼视近时调节和集合是同步的，但在戴老视镜时，由于视轴并不总是恰好通过镜片光学中心点时，视轴通过两个底朝外的棱镜产生过度集合，从而造成眼疲劳。

解决老视眼的疲劳问题我们给予以下建议：

①用眼时间不宜太长，一般用眼 1 小时，休息 10 分钟为宜。根据年龄和身体健康状况，应适当地缩短阅读时间，以用眼不累为宜。

②切忌阅读字体太小、字体不清晰的读物。

③劳累时不要阅读；光线强度要适宜。

④正确选择补充视力的老视镜的度数，关键是正确的使用距离。

选择一副合适的老花镜，即是解决老年人用眼问题，更是让老年人的晚年生活更愉快、轻松、清晰！

（董春琼　苏伟）

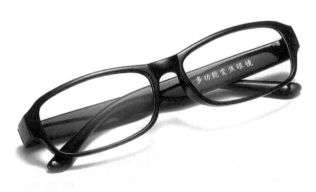

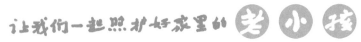
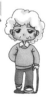

第三节　拐杖的选择与使用

老人拐杖可以说是老人的"第三只脚"。所以对于如何正确选择和安全使用拐杖也变得至关重要。

老人选拐杖的 5 个标准：

（1）把手的选择

一要防滑，二要握感舒适，在此基础上可以选择有更好性能的手柄。

（2）对于底座是固定款还是活动款的选择

如果老人行动力好，喜欢经常柱着拐杖遛弯的话建议选择活动款。活动款的底座是可以转动的，就像人体脚踝一样，可以进行 75° 的旋转，可以与地面形成一个 30° 夹角，如上下楼梯，都相对更便利些。

如果老人用拐杖只是用来当支撑的话，建议选择固定款，固定款的底座是不可以转动，相对更稳当些。

（3）对于单脚、三脚、四脚的选择

单脚的话，类似于传统的木质拐杖，只是将木质改进为了其他材质的管身，增强了硬度，如果只是用来当个支撑，还是可以的。对于年纪稍大一些的老人，建议选三脚或四脚的。

三脚拐杖，相对于四脚拐杖重量更加轻便，对于单脚，三脚它更能稳稳地抓住地面，能适应各种路况，上下楼梯，爬坡走山路，实用性强，使用起来更方便，更安全。

四脚拐杖，如果老人患有中风，行动能力不便，建议使用四脚拐杖。

（4）对于拐杖长短的选择

适宜的长度，老人握持起来才不至于因过矮而感到弯腰吃力；也不会因过高而感到顶得手臂酸麻。判断的标准就是：穿平底鞋站于平地，两手自然下垂，取立正姿势，然后测出手腕部皮肤横纹至地面的距离，这个尺寸就是拐杖的理想长度。另外还可选择可调节高度的拐杖，可几档伸缩调节，无论你是坐着，还是站着都能扶着。

（5）对于底座脚垫的选择

选择底座脚垫建议要选择耐磨防滑，吸地力大的，这样就算是瓷砖地面，水泥地面都可以正常使用。

什么情况下该用上拐杖，不妨参考以下因素：

（1）视力不好

有些老人会出现视力下降、视物模糊等现象，外出时拄一根拐杖，用来探知前方道路表面的积水和障碍物，有利于保证外出活动的安全。这些老人一般不存在握力差、上肢支撑力不强的问题，建议使用单足手杖，即外形像问号的手杖。视力特别差的，可以挑选杖身在夜间可以发光的，能够引起他人注意。

（2）关节不好

对严重骨质疏松和腰椎压缩性骨折的老年患者来说，用拐杖可以减少腰椎和关节负重的时间和力度，保护骨骼和关节免受损伤或减小关节的磨损。最佳选择是腋下拐杖，可减少下肢80%的负重。但腋拐最好成对使用，只用一边时容易有肌力不均等问题。如果使用者只需要单支拐杖足以支撑，可以换成单支前臂拐杖或手杖。

（3）平衡力差

老年人运动机能明显减退，平衡功能减弱，即使静止站立时也容易晃动和跌倒，拄拐杖可以增加在较小的支撑面上控制身体重心的能力，提高老人的平衡能力，也可以在人群比较密集的地方防止被走路匆忙的人碰撞摔倒。老人根据自己的情况选择腋拐或多足拐杖，容易疲劳或步行能力差的老人可以选择带座拐杖，随时休息。

（4）中风患者

多足拐杖有助于支持中风患者的平衡功能、承重功能和稳定性，适合有一定站立能力和行走能力，但又需要在移动过程中获得平衡帮助的中风患者。市面上有三脚、四脚拐杖，多足拐杖支撑面广且稳定性好，除中风患者外，也适用于所有用单足手杖不够安全的老人。

拐杖底端一定要有橡胶，因为橡胶和地面的摩擦力大，可以保持拐杖着地时又轻又稳，不会打滑。拄拐杖时，保持身体直立的姿势，上臂夹紧，

控制身体的重心，防止身体向外倾倒。手腕保持向上的力量。臀部应保持直立，不要后弯。拐杖的着地点应当在脚掌的前外侧部位。

（蒋晓颖　苏伟）

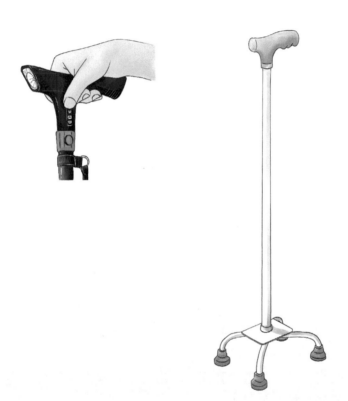

224

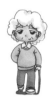

第四节　助步器的选择与使用

助步器是使用较为广泛的一种助步行走工具，由金属杆围成三面，底下有四个脚支撑。它能提供前、左、右三个方向的稳定和保护，更能保持平衡，比拐杖和手杖更加稳固。另外，行走不稳、腿脚无力的老年人也适合使用助步器。

1. 常见的助步器分类

有适合室内使用，也有适合室外的；有轻质金属制成方便提举，也有较重但带轮子方便推行的。从结构上常可分为：无轮、两轮和四轮。这几种助步器都能提供较好的稳定和支撑。

2. 助步器选择

（1）如果患腿无法负重，可以选择无轮的助步器。它的优点是支持牢固，不易滑动，但行走速度相对较慢。适合术后早期训练。 如果需要患腿部分负重，两轮助步器比较适合。没有轮子的两只脚可以防止助步器滚动滑走，带轮子的方便推行。使用前提是必须有一定的活动能力，能够维持正常行走步态。

（2）如果不需要完全依靠助步器来维持步态，可以负重行走，四轮的助步器较为适合。它的优点在于行走效率较高，速度快。但是行走要求高，一般仅用来稍稍维持平衡，适当借力保护，适合老年人步行外出，不适合术后病人早期使用。四轮助步器通常带有手刹，方便在坡面上行走。

3. 助步器扶手选择

防止手部磨损。如果手部抓握有困难，宜更换宽厚、适合手形的扶手。也可以自行裹以毛巾等织物，增厚增加舒适度。 要以防滑为原则，保证扶手抓握松软舒适。

4. 助步器附件选择

有些助步器上面增加了一些附件，比如托板可以放置物品、挂钩、挂袋，

225

可以方便携带物品；也有设置坐位、篮子之类的，方便出行时休息和摆放东西。可以根据你的需要来选择。但是凡事要把握分寸，助步器的目的是助步行走，不能当作手推车。适当携带少量物品可以，放置物不要过多过重，否则可能影响助步器平稳性，容易摔倒，反而得不偿失。

5. 助步器使用方法

（1）助步器置于面前，站立框中，左右两边包围。

（2）双手持扶手向前移动助步器约一步距离。将助步器四个脚放置地上摆稳。

（3）双手支撑握住扶手，患腿向前摆动，重心前移。

（4）稳定后移动正常腿向前一步，可适当落在患腿前方。

（5）重复这些步骤，向前行走（移动：助步器 –> 患腿 –> 正常腿）。

6. 使用助步器的注意事项

（1）助步器前移时，要保持背部挺直；不要站离助步器太靠后，要站在中间的 框内；如果使用助步器不是因为腿脚损伤，而是维持平衡，可以在保护框内按正 常步态行走。

（2）受伤、下肢手术后早期行走，使用拐杖较为吃力的患者尽量慎用。

（蒋晓颖　苏伟）

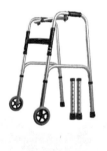
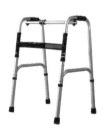
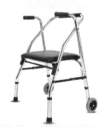
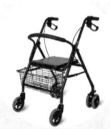

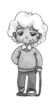

第五节　轮椅的选择与使用

目前市场上有各种各样的轮椅，我们需要根据老年人的实际状况来进行选择。市场上的轮椅按驱动方式基本分为手推和电动两大类，更好一些的还可以依据个体的体型和需求进行定制。

手推轮椅最为常见形状像一个椅子，配有两个大轮子和两个小轮子，小轮子又称为万向小前轮，改变方向时起作用。大多数轮椅都可以折叠并配有扶手、刹车和踏脚板，做得好一些的厂家还会配有腿部安全固定带，防止体力缺乏的老人从轮椅上滑落。也有一些简易的轮椅，座位面积做得比常规轮椅小一些，没有扶手，方便老人短时间使用。

普通轮椅的轮胎值得描述一下，除了我们常见的类似于自行车的轮胎以外，外围还有一层可以手握的辅助扶手，也称为手轮圈，可用于上肢有力的老人，在不需要他人帮助的情况下自己可以利用轮胎外的辅助扶手进行移动。

在病房里我们也常常用轮椅作为老年人功能锻炼的一项工具，锻炼上肢可以用轮胎外的辅助扶手，锻炼下肢我们可以让老人坐在轮椅上双下肢落在地面，双脚慢慢地交替前行，可以有效避免双下肢肌肉的萎缩。

手推轮椅使用一定要注意安全，特别是针对无自主能力的老人。使用前先检查轮椅车是否完好，推轮椅时注意双手用力均匀、平稳，避免颠簸，嘱咐老人手扶扶手，尽量靠后坐，避免前倾或者自行下车，以免跌倒，必要时使用身体固定或者腿部固定。进出电梯和门口时注意两边的距离，勿让老人的手臂擦到两边的物体，引发不必要的伤害。上下轮椅时必须将刹车锁定，避免轮椅滑动而引起意外伤害。遇到门槛时，推轮椅者可以踏下倾倒杆，抬起万向小前轮，顺利跨过门槛，较少颠簸。需要特别提醒的是，在下坡时，一定要改变前行方向，以后退方式前行，有效避免老人从轮椅上跌落。在没有无障碍设施，必须上下楼梯时，需两人以上抬起轮椅，老人身体靠近轮椅

后方背靠台阶方向，上下台阶。

　　随着经济和技术的发展和进步，电动轮椅也渐渐地走入寻常百姓家庭。电动轮椅是在手动轮椅的基础上增加了动力驱动装置，可以增强使用者的自理能力，减轻照顾者的负担。使用电动轮椅前必须充分了解电动轮椅的使用方法、熟悉各个部件的结构。坐进轮椅前必须检查轮椅刹车是不是处于闭合状态？轮胎压力是不是正常？电源是不是处于关闭状态？脚踏板是不是竖起？坐进轮椅后必须系好安全带，放下脚踏板，双脚平放在脚踏板上，开启电源，用手轻轻将操控器操纵杆向前推，即可驾驶电动轮椅前行。在使用电动轮椅外出的时候必须遵守交通规则，控制好前行速度。

（苏伟）

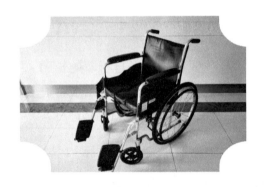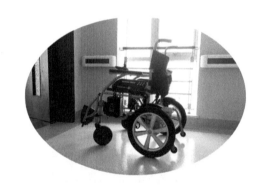

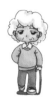

第六节 解尿、解便器具的选择与使用

在一般的家庭照护中，对于大小便失禁的老人往往会采用包裹一次性尿裤的方法，长时间包裹尿裤会引起皮肤的瘙痒、过敏，长时间尿液与粪便的浸渍，容易引起皮肤的损伤，而老人的抵抗力和自我修复能力差，更是容易引起感染，小小的局部皮肤损伤而导致全身疾患的严重病例比比皆是。

我们临床上也做过一个统计，很多老人是半夜两三点钟起床解尿的时候，由于睡意朦胧灯光也不好，引发跌倒。

那又有哪些工具可以方便让老人在床上解尿、解便呢？

接尿我们最常用的就是尿壶了，通常我们以为尿壶是男性的专用，其实还有女性专用尿壶，它的开口更大一些，方便女性接尿，接尿的时候需要注意用力让尿壶和皮肤接触得更紧密一些，防止尿液外渗。对于尿失禁的患者，我们还可以采用尿壶加尿套的方式，尿液直接通过尿套进入尿壶，尿壶的容量足够承载老人整晚的尿液，也不会浸湿皮肤，那我们的老人就能安睡一晚上了。

还有一种接尿器采用全棉内裤的方式固定，在内裤前端加用硅胶的接尿器，尿液可以顺着接尿器直接进入引流袋，预防尿液对皮肤的浸渍。

还有一种接尿器专用于男性老人，一个硅胶套袋套在男性生殖器上并加以固定，下面连接集尿袋，有效避免污染床单位和尿液对皮肤的损伤。

对于不愿意在床上解尿而体力不够的老人，我们建议使用移动坐便器置于老人床旁，以避免老人夜间长距离移动引发的跌倒。

最好是能够培养老人规律饮食、规律作息的习惯，当饮

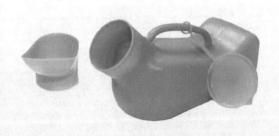

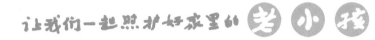

食和作息规律以后，排便也会形成规律。接便可以使用常用的扁马桶，正确

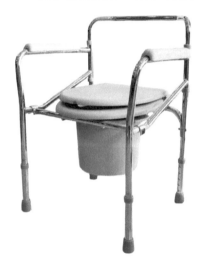

放置好位置之后，可以在便器里加入一点清水，方便倾倒和清洁，需要注意的是老人解便的时候往往会同时解尿，那老年男性注意压低阴茎防止尿液外漏，女性可以在会阴上方放一张厕纸，可以有效预防尿液外溢。对于放置扁马桶不便的老人也可以采取让老人侧卧的方式，臀部下放置尿垫，老人解便不会污染皮肤，撤除大便后及时擦拭即可。

（苏伟）

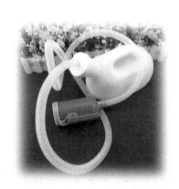

第十五章

情绪管理

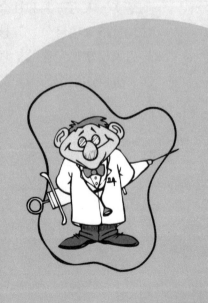

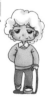

第一节　如何应对情绪多变

失智、失能老人常有情绪的波动，照护者该如何应对呢？

（1）尊重老人的人格

我们理应把失智、失能老人当做正常老人一样对待，确保他们的人格尊严得到维护，护理人员通过自己对老人的尊重，可以将这种正能量的情绪传递给失智、失能老人和他们的家属，使护理工作得到病患家属的支持。

（2）引导家人作专业化照料

失智失能老人的情绪多变，不易信任护理人员，配合治疗。而病患家属，可能因为专业技能知识的匮乏，想要照顾亲人，却有心无力。我们党在十八届五中全会提出并部署的"健康中国2030"规划纲要给我们提供了一种新思路，该纲要提出"共建共享、全民健康"，坚持政府主导与调动社会、个人的积极性相结合，推动人人参与、人人尽力、人人享有。作为对纲要的贯彻落实，人力资源和社会保障部教育培训中心在全国范围内开展"医疗辅助护理员培训项目"，其核心培训涉及老年人护理特殊性与实用技能，这使得病患家属获得专业的护理知识成为可能。在应对失智、失能老人的多变情绪时，可以通过亲情关爱与专业护理双管齐下，相较于医护人员的护理更加具有弹性。

（3）设计针对性游戏

游戏不光是年轻人的专利，可以通过安排老人们参加创造性活动，由动手到动脑，做做手工，写写画画，多种内容全由老人自主挑选，训练他们的智力，延缓大脑的失忆，同时平复老人情绪。

（花佩　王晨纯）

232

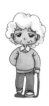

第二节　缓解和疏导沮丧情绪

（1）积极参加户外活动

子女有空时应该陪伴老人到户外参加活动，赏花观鸟，沐浴和煦的阳光，吐纳新鲜空气。积极接触外部的事物，老人的心情自然会好很多。

（2）与老人多聊天

子女和父母可能存在代沟，通过聊天，可以了解这些思想上的差异，作出积极的应对。当与父母产生不同观点时，可以尽量顺着父母的意思说话，而不是一味反驳，这样可以让老年人产生认同感。

（3）多陪伴老人

陪伴是最长情的祝福，对于任何一个父母来讲他们需要的不光是子女物质上的给予，更需要子女温情的陪伴。看到子女成家立业，儿孙辈与自己齐聚一堂，共享天伦之乐，还有什么比这更令人幸福的呢。

（4）多参加锻炼

老年人经常独居在家，不仅令人心情抑郁，更会使他们错失适当锻炼的机会。作为身边人理应鼓励老人多做一些力所能及的简单锻炼，比如太极或

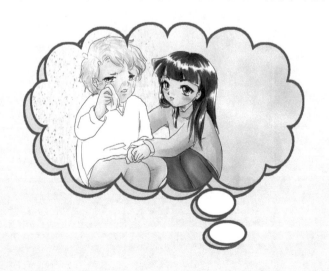

者散步。

（5）经常给老人打电话

当今社会工作节奏快，老年人往往长期无法见到儿女一面，此时老人的孤独落寞感便会油然而生，心情难免更加抑郁。而这时子女如果可以抽空打一个电话，或者发起一个微信视频聊天，毫无疑问可以让老人的心境豁然开朗，让他们知道自己的子女虽然工作繁忙但依然惦记自己。

（6）鼓励老年人广交朋友

老年人社会关系单一，可以鼓励他们和小区里的其他同龄人一起聊天、下棋、跳广场舞等。通过建立自己稳定的社交圈，可以保持与时俱进，而朋友间互相的交流倾诉也会让自己心情豁然开朗。

（花佩　王晨纯）

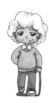

第三节 缓解照护者的心理压力

长期照顾老年患者常常会产生心理方面的负担，尤其是照顾失智老年患者，许多研究显示，长期照顾痴呆老人会对照护者的心理产生比较大的影响。美国专家对痴呆病人家庭照护者的调查显示，76%的照护者出现焦虑，42%出现抑郁症状。那如何缓解照护者焦虑抑郁的情绪呢？

（1）多听听舒缓的音乐

科学家研究发现，听音乐可以加快自主神经系统以及内分泌和心理应激反应的恢复速度。这是一种奇特的科学方法，可以说音乐是一种很好的缓解焦虑的方式。照顾患者的同时，可以放一些个人喜爱的音乐，这样有助于放松自己的心情，达到缓解焦虑的目的。

（2）想办法给你的生活带来更多的欢笑

晚上当老人入睡后，你可以利用睡觉前的休息时间，看一个有趣的电视节目来获得解脱。更好的办法是白天有空余时间时可以约朋友一起去看喜剧，喝个下午茶，笑是一种良药，朋友间的笑声是治疗苦难的良药。

（3）把你的焦虑不满写下来

如果有必要，你可以尝试着写一本日记，简单记录你的焦虑心情。实在不想写的话，也可以用录音笔录下来，然后和它交谈。这也是抒发自己情绪的一种方式，可以让人有一个发泄的渠道。

（4）控制饮食，如咖啡因、尼古丁和酒精

咖啡因和尼古丁具有中枢神经兴奋作用，当照顾老年患者一天后，疲惫的身躯是需要一个充足的睡眠来缓解了，特别是许多老年患者，夜尿频繁，如果额外的摄入咖啡因及尼古丁等兴奋制剂，会大大减少照顾者宝贵的睡眠时间，从而会引起你的焦虑。所以，只要有可能，就尽量避开它们。

（5）深呼吸让身体放松

深呼吸对缓解情绪很有效，你要专注于自己的呼吸，忘掉其他的事情。

235

深腹式呼吸可以让你的身体处于自然放松的状态。具体做法：把一只手放在你的胸口，另一只手放在你的胃上。深呼吸，直到你胃上的手比你胸前的手高。通过你的鼻子吸气，通过你的嘴呼气，每次到 8~10 秒。按需要重复，以达到每分钟 6~8 次呼吸的速度。

（6）冥想

做半小时的冥想，能使自己心绪平静下来，消除人一天的压力。正念冥想更能够改变认知，从而对抑郁症产生更有利的帮助。

（7）偶尔给自己一个"享受"或特殊活动

每日陪伴照顾老年患者，难免会觉得身心疲惫，想要得到放松或者改变，这时候偶尔改变一下自己的生活，例如买一束鲜花送给自己。或者送自己一个很想要的礼物，这样可以给自己带来心情的愉悦与满足，从而达到缓解焦虑抑郁的作用。

（花佩　王晨纯）

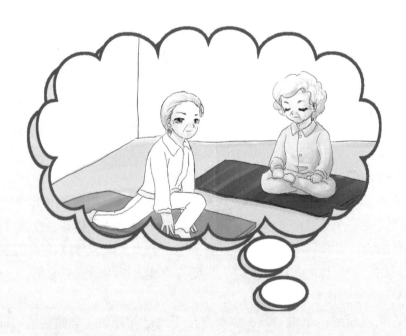

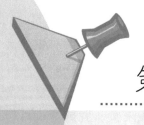

第十六章

安宁疗护

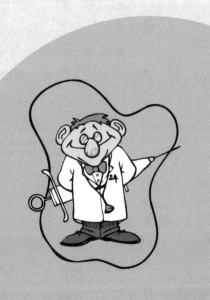

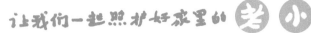

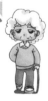

第一节　满足最后的愿望

　　老年人的生命价值体现在他的生活经验对自身、他人及社会均是有积极作用的，老年人的生命是神圣不可侵犯、至高无上、极其重要的。

　　疾病终末期老人在生命末期的主要问题是焦虑，因为面对生命离去，没有安全感；对医师的诊疗和处置焦虑，我会不会死？我找的医生好吗？他是否尽全力？我死后怎么办？我的状况还有什么治疗方法？自己会去哪里？我还能活多久？家庭经济问题，医药费、住院费、看护费；留什么给家人？害怕死亡，不知何去何从等等，我们应该如何帮助这些终末期的老人呢？

　　临终患者往往会用一种特殊的目光注视来看望他的人，要善于从患者的目光中发现他的心理需求，也要善于运用目光的接触表达对患者的关注、鼓励和希望。

　　触摸是一种无声的语言，是与老年临终患者沟通的一种特殊而有效的方式。触摸是建立心理沟通的有效手段，是部分患者比较容易接受的方法。

　　倾听与支持性心理干预，倾听启发和帮助临终患者做生命回忆，怀念曾经经历的人和事，帮助老年人回忆人生有意义的部分，可以留下视频或文字以此调节情绪。支持性心理治疗包括语言性沟通和非语言性沟通两种。心理干预的同时应注重躯体痛苦症状。

　　认知教育，仔细向患者讲明病情治疗及预后，消除患者不良认知。引导老年临终患者及其家属科学、人道地认识死亡、对待死亡。宣传现代科学发展的前沿知识，利用宗教信仰使临终患者减轻痛苦。生死观教育，通过教育引导，使老年患者和家属对生死这一自然现象辩证地理解和客观的接受。亲情支持，家庭中的情感因素也是调整患者心理状态的重要环节。亲人的支持和宽容，是患者内心的精神依靠。帮助老人见到想见的人和物，在身体条件还允许的前提下，由家属的陪伴，去想去的地方，回忆过往。子女推卸伦理义务，老年临终者将会因为不能获得子女的关爱和照护感觉到孤独与无助，不利于提升老年人的生活质量和生命质量。

社会心理支持，小组或个体干预均可以提高患者的机体功能，减少心理上的消极症状。通过放松治疗使患者的心理状态得以平和。

（花佩）

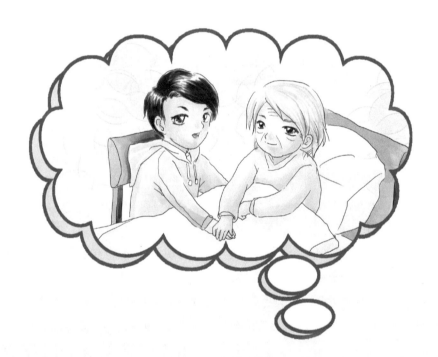

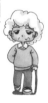

第二节　留给老人处理私事的时间

"百善孝为先"，传统观念和社会舆论会认为，不给予老年临终患者积极的治疗是不孝，这忽略了患者本身的意愿和躯体的承受能力。临终的老年患者不清楚自己的病情，导致老人在非自己意愿的情况下，无意识、无质量地维持生命，精神和躯体遭受痛苦。家属在积极要求治疗终末期老年患者躯体疾病的同时，更要尊重患者个人的意愿和想法。

留时间给老人处理私事的前提是：做好病情告知。根据患者心理承受能力以缓和渐进的方式进行病情方面的告知，在病情告知的时候，主要是坏消息的告知，留意老年患者的个性、抗压性以及生命体验等。分次或渐进性地说明，主要包括：疾病的复发、疾病的扩散、出现不可逆转的不良反应等。

为防止患者在被告知病情后，出现震惊、痛苦和焦虑，注意力不能集中，我们用书面的材料来解释和证实患者所听到的内容，以满足患者的需求。持续追踪病人得知终末期病情后的情绪与行为反应，让病人一起参与医疗的决定，以开放和接纳的态度进行讨论。

老人只有真正了解和接受目前自己的现况，才能在有限的时间里完成自己想要完成的事情，协助家属做好道别，多数老人会想起交代遗愿，包括他所希望的丧葬仪式，这样做会使老人觉得心安而没有遗憾。比如写回忆录，整理自己的物品，合理分配好财产，说出想说的话，老人将自己所有财产赠予所喜欢的亲友，让他们日后能睹物思人，会有一种很满足的感觉。不留遗憾地走完人生，无论是精彩还是平凡，走的那一刻能够安详和满足才是最完满的人生。

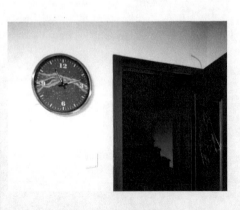

（花佩）

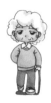

第三节 生前预嘱

生命末期的医疗应承认生命是一个过程，死亡是生命的终点，主张既不加速死亡，也不无条件拖延死亡，既反对安乐死，也反对过度治疗，帮助病人积极生活直至死亡。

终末期生前预嘱（Living Will）是指：人们在健康或意识清楚时签署的，说明在不可治愈的伤病末期或临终时要或不要哪种医疗护理的指示文件。它的目的不是交代"后事"，而是为了在自己尚未死去，但已经无法表达意愿和无法为自己的医疗问题做出决定的情况下，提供仍然能够行使对自己生命主宰的权利，趁着自己头脑还清醒，写下在生命垂危时希望别人怎样对待自己，希望或不希望怎样的救治。亲人们和医生就可以按照老人的生前预嘱，帮助你实现"尊严死"的愿望。

首先，讨论和签署生前预嘱的最好时机一定要是"事先"，在健康情况和心智未出现任何问题的时候，而不是等到危机已经出现、在医院抢护病房才做决定。

其次，做决定之前，一定要与这方面的专业工作者讨论，最好是熟悉你情况的医生，或者相关机构的社会工作者，充分了解生前预嘱所包含内容。

再次，和家人朋友商讨是非常自然的事，但要记住这是有关"你"，而不是其他人生命最后阶段的决定，这应该是你本人的真实意愿，而不应迁就其他人。

最后，疾病和死亡是一件复杂的事，对病重和临终状态的决定，并不是一下子就能想清楚的。你有权在任何时候改变过去做出的决定，重新签署生前预嘱。

（花佩）

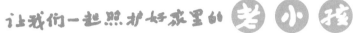

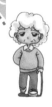

第四节 安详的离别

家属在老人临终末期起到十分重要的作用，他们对死亡的认识、对患者的病情或者治疗方案的态度往往直接关系到患者的情绪。老年人生命末期，最为期待和盼望的是家人的陪伴，没有一个人会希望自己孤零零地走完人生，不论拥有多少财富，精神的财富才是人生最后想要拥有的。

家属或照料者能够在老人清醒的时候帮助其完成心愿，弥留之际陪伴在旁不离不弃，临走的时候握住双手，临终之时做好遗体料理，只有患者安详平静地离开，家人才能真正得到心灵的宽慰。伤心是人之常情，在所难免，可以哭泣，可以倾诉，可以留下老人最喜爱的遗物作为日后的念想，但因为有了最后的陪伴，不会有遗憾，最后才能平静地接受老人的离去。

（花佩）

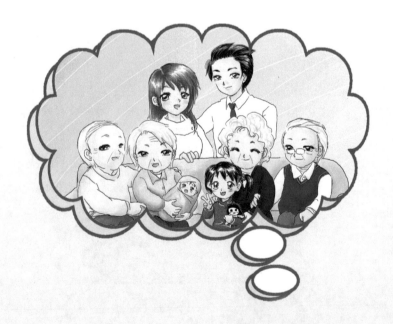

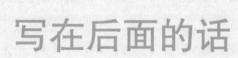

写在后面的话

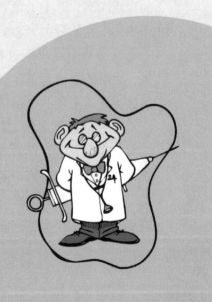

让我们一起照护好家里的 **老 小 孩**

感谢徐汇区科学技术协会和复旦大学附属中山医院的科普创新项目的资金支持，感谢我们护理部张玉侠主任的支持和帮助，感谢上海科学普及出版社提供这个优秀的平台，感谢编辑老师的辛勤付出，我们的书籍终于与广大读者见面了。非常感谢编写过程中我们所有的伙伴们，我们将这本书分为许多个板块分别交给有专科特色的护士长负责，每一位护士长根据内容安排病区护士对我们以往的护理经验进行梳理和提炼，感谢每一位老年科护士的努力和付出，初稿完成之后，感谢老年科胡予主任给我们提出宝贵的建议，感谢老年科罗曼主任为我们逐字逐句校对，感谢我们的科普小达人黄悦蕾护士手绘了所有的插图，感谢我们的专科护士高冰馨逐字校对和录入，感谢我们医务二处的江孙芳处长为我们作序，感谢我们曾经的患者今天的老朋友夏振亚先生为我们作序，感谢我们的老年患者 严庆惠 先生在进行益智锻炼的同时为我们题写书名，我们将书名用在了我们这本书的书眉上，以纪念我们这位可爱的老爷爷。感谢我们所有的患者、朋友、家人对我们的期待，感谢我们所有伙伴们的支持，让我们有机会可以静下心来整理这么多年积累下来的点点滴滴，这本书籍就是送给我们自己最好的礼物，也是对我们这么多年来临床工作的最大褒奖。

在等待书籍出版过程中，我们一位可爱的护士长 仲征 因为车祸不幸过世，大家的心情都是非常沉痛的，书籍的即将出版，让我们见字如见人，我想这也是给逝者的一份最好的纪念。

在目前深度老龄化的社会背景下，在我们习主席提出的"健康中国"的大概念指引下，作为我们长期从事老年护理的护理人，这本书仅仅是一个开始，相信我们会依据老年人的需求，不断地整理和总结，陆续整理出更多更好的内容，更好地服务于我们的老年人和有老年人的家庭，我们会加倍努力！

苏伟

2020 年 7 月 18 日